T0270437

El planeta
de los hongos

Naief Yehya

El planeta de los hongos

Una historia cultural
de los hongos psicodélicos

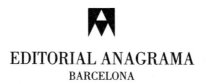

EDITORIAL ANAGRAMA
BARCELONA

Ilustración: grupo de hongos de colores flotando en el aire, © @badbright / Unsplash. Diseño de Duró

Primera edición: junio 2024

Diseño de la colección: lookatcia.com

© Naief Yehya, 2024

© EDITORIAL ANAGRAMA, S.A.U., 2024
 Pau Claris, 172
 08037 Barcelona

ISBN: 978-84-339-2435-3
Depósito legal: B. 3125-2024

Printed in Spain

Romanyà Valls, S. A.
Verdaguer, 1, 08786 Capellades

Para Cindy, Isa y Nico,
como siempre y por siempre

PRESENTACIÓN

Mi amigo y colega Gerardo Cárdenas me propuso escribir un libro sobre hongos alucinógenos. ¿Qué me sabía? No estaba seguro. Quizá debí sentirme estigmatizado. En vez de eso acepté, aunque no estaba convencido de que tuviera algo interesante y sensato que añadir a un tema aparentemente sobrexplotado. ¿Qué podía aportar a una discusión que pareció agotarse hace medio siglo? Hacía muchos años, había considerado escribir acerca de mis experiencias transformadoras con psicotrópicos y en particular mis viajes con hongos, pero necesitaba un contexto para no sentir que era una indulgencia frívola. Describir alucinaciones puede ser completamente personal y tan irrelevante como contar sueños. Los relatos frenéticos de revelaciones prodigiosas bajo estados alterados rara vez añaden algo interesante a un subgénero que han explorado con talento mentes como Aldous Huxley, William Burroughs (llamado por algunos «el primer turista de la ayahuasca») y Allen Ginsberg, entre otros.

A partir de principios de los años noventa comencé a «reportear desde las fronteras del ciberespacio». Me convertí en una especie de corresponsal de los cambios en internet y el *world wide web* que estaban transformando el mundo real. Fue entonces que me di cuenta del uso abundante de psicotrópicos, especialmente psicodélicos, entre ingenieros, desarrolladores, creadores y programadores que crearon y marcaron esa industria. Gran parte de las visiones y logros de la cibercultura habían sido inspirados por alucinógenos. No se trataba únicamente del diseño y la apariencia de los videojuegos, del ciberarte y de la manipulación de los sentidos a través de los interfaces, sino también de la capacidad de resolver problemas y algoritmos, gracias a la percepción extendida que ofrecen estas sustancias. El universo digital que compartimos y que es el escenario donde pasamos buena parte de la vida es resultado en gran medida de las exploraciones y viajes psicodélicos de estos modernos chamanes tecnológicos. Esa es una historia que se ha contado en varias ocasiones a medias y decidí recuperarla desde mi perspectiva de periodista, ensayista, psiconauta y cibernauta.

Escribir este libro representaba un desafío a diferentes niveles. El primero era en términos de conocimientos biológicos y en específico micológicos, algo que para mi educación ingenieril parecía ajeno, extraño, inasible, inestable, impredecible y rebelde. La literatura científica relacionada con los hongos ha cambiado enormemente en las últimas décadas y en ocasiones es de una complejidad notable. Además, me causaba rechazo el terreno de la psicodelia, que considero infestado de charlatanería, pseudociencia, pretensiones *new age* y banalidades religiosas. No obstante, me llamó la atención que una de las características interesantes de la historia de los alucinógenos es la manera en que buena parte de sus protagonistas comenzaron como provocadores o revolucionarios y se transformaron en evangelistas del culto de los psicodélicos, en personas que tan solo

10

dividen el mundo entre quienes los han experimentado y quienes no lo han hecho. Esto sigue sucediendo en la nueva era en que estos compuestos han regresado con la promesa de eficientes terapias para una gran cantidad de males de la mente y el espíritu. Este libro comenzó a escribirse en 2023, setenta años después de que Robert Gordon Wasson y su esposa Valentina Pavlovna «descubrieran» un culto viviente de los hongos alucinógenos en la sierra mexicana de Oaxaca. Este encuentro entre mundos distantes detonó una revolución intelectual y psicodélica que transformó al mundo.

Por estas y otras razones decidí emprender un recorrido que comienza cuando nuestros antepasados homínidos en la Edad de Piedra descubrieron los hongos alucinógenos y que llega hasta Silicon Valley, pasando por cavernas, catedrales, universidades y corporaciones.

INTRODUCCIÓN

Al pensar en hongos, inevitablemente viene a nuestra mente la imagen clásica de un tallo o pie que culmina en su parte superior en el píleo, una especie de sombrilla usualmente roja con manchas blancas. La seta es tan solo el cuerpo fructuoso de los hongos y estos únicamente los producen los basidiomicetos, de los cuales hay alrededor de ciento cincuenta mil especies, aunque solo se conocen aproximadamente el diez por ciento. La variedad de este grupo de organismos eucariotas[1] es apabullante y nuestro conocimiento de este taxón es extremadamente limitado. De hecho durante gran parte de la historia humana los hongos han sido un misterio, organismos casi místicos que parecían brotar de la nada, que igualmente podían ser deliciosos que mortales, impredecibles y efímeros. Se los ha considerado fermentaciones malignas de la tierra, como pensó el médico y poeta Nicandro de Colofón en el siglo II a. C., o entidades divinas, niños santos, que curaban el

---

1. Organismos que pueden ser plantas, animales, hongos y algunos procariotas que se caracterizan por tener células con un núcleo diferenciado con una membrana protectora y un citoplasma organizado.

cuerpo y el alma, como creían los nahuas. Las numerosas hipótesis acerca de qué hongos eran comestibles y cuáles venenosos se multiplicaron a lo largo de los siglos, errando a menudo, sembrando dudas y causando muertes. Todavía hoy no es raro que aficionados e incluso expertos se confundan al recoger hongos, con consecuencias dolorosas o trágicas. Buena parte de los errores se ha debido a las presuntas reglas que proponían los supuestos conocedores. Entre las recomendaciones más insólitas y arbitrarias para identificar los hongos venenosos se cuenta la de pensar (y quizá hay quienes aún lo piensan) que hacían que las cebollas se pusieran color café o que podían pelarse fácilmente y que no crecían en las praderas. Debido a criterios como estos, muchos no vivieron para contar sus experiencias alimenticias con ciertos hongos. Algunos micólogos autodidactas, como Otto von Münchhausen, creían que la única función de los hongos era servir como viviendas para algunos insectos.[1] A pesar de la inmensa importancia de estos organismos en la vida humana, la ciencia apenas se ha asomado a este planeta misterioso que son los hongos, seres formidables de una aparente simpleza morfológica y una complejidad ecológica inquietante que nos obligan a reconsiderar conceptos como inteligencia, comunidad, cooperación, simbiosis, depredación y supervivencia, así como cuestionar las diferencias entre el reino animal y el vegetal.

Entre los numerosos tipos de hongos existentes algunos tienen una característica extraordinaria: producen condiciones mentales asombrosas al ser ingeridos. Es imposible saber cuándo probaron nuestros ancestros las espe-

1. Andy Letcher, *Shroom: A Cultural History of the Magic Mushroom*, Faber and Faber, Londres, 2006, p. 59.

cies psicoactivas de hongos y cuándo les encontraron un uso ritual. Los hongos psicoactivos, así como ciertas plantas y organismos biológicos, se han utilizado durante miles de años en casi todo el mundo con la finalidad expresa de alterar los sentidos. Hay evidencias en petroglifos, murales y piedras talladas de la micolatría prehistórica que sobrevivió y se extendió para influenciar a las religiones modernas al inducir experiencias místicas. Las sustancias psicoactivas más comunes son los hongos alucinógenos, el ayahuasca, la DMT, la ibogaína, la ketamina y la mescalina. En este libro nos enfocaremos en los hongos y en una sustancia manufacturada en laboratorio con cualidades semejantes, el LSD, el cual es un derivado del hongo de ergot (*Claviceps purpurea*). Si bien los efectos de estas sustancias psicodélicas fueron registrados por una variedad de culturas desde la antigüedad, este conocimiento parecería haberse perdido, olvidado u ocultado en Occidente más o menos desde el medievo hasta la revolución psicodélica de la segunda mitad del siglo XX.

Para referirnos a estas sustancias usualmente utilizamos tres términos que parecen sinónimos: psicotrópicos, psicoactivos y psicodélicos. Las drogas psicotrópicas entran al cerebro y alteran su funcionamiento: son medicamentos usados para tratar una variedad de trastornos psiquiátricos. Su función consiste en modificar estados de ánimo, las emociones, y por consiguiente provocan cambios de comportamiento y cognición. Se las conoce principalmente como antidepresivos, antipsicóticos y antiepilépticos. Operan afectando el sistema límbico y son útiles en el tratamiento de la depresión, la esquizofrenia y la ansiedad, principal pero no únicamente. Muchos, aun en la literatura científica, no precisan la diferencia entre sustancias psicotrópicas y psicoactivas, aunque estas últimas se definen como cualquier cosa que cruza la barrera hematoencefálica, es decir, que pasan del flujo sanguíneo a las funciones mentales. Las sustancias psicodélicas también provocan cambios en el estado de ánimo, la percepción y la cognición, pero además pueden distorsionar el sentido de la realidad, disolver el yo y provocar alucinaciones.

Este libro no pretende ser un manual de consumo ni una guía de recolección ni mucho menos de cultivo. El objetivo es hacer una historia cultural de la relación que ha desarrollado la especie humana con estos hongos a lo largo de los siglos. Para esto comenzamos con una perspectiva de las peculiaridades de estos organismos evasivos, traicioneros y generosos, capaces de comunicarse, interpretar y manipular su entorno no solo con fines egoístas sino también para el beneficio del ecosistema, al ayudar a su estabilidad, repartir nutrientes y reciclar desechos. La intención es tratar de dar una idea de las maneras en que, así como modifican la tierra, también pueden transformar nuestras percepciones al crear nuevas conexiones neuronales, las cuales nos permiten nuevas formas de pensar y ser. Los hongos han despertado recientemente un gran interés popular que se ha manifestado en los medios en una especie de moda que ha llevado a la producción de varios documentales y algunas películas, al tiempo en que se perfilan a convertirse en remedios para todos los males, desde los relativos a la nutrición y las dolencias gástricas hasta las enfermedades más temidas, pero es en el campo de los desórdenes mentales donde tal vez han suscitado un mayor interés como recurso terapéutico. Los psicodélicos en dosis controladas han demostrado que son eficaces en el tratamiento de la depresión, la adicción, la ansiedad, el trastorno postraumático, así como otras condiciones mentales. Asimismo, han sido muy valiosos en los cuidados paliativos en pacientes terminales. Después de décadas de prohibición y paranoia, en que los psicotrópicos y alucinógenos fueron categorizados entre las drogas más potentes y destructivas, la corriente cultural está cambiando, las sustancias psicodélicas comienzan poco a poco a legalizarse.

Este ensayo es un esfuerzo por reflexionar sobre las sustancias psicotrópicas de algunos hongos que pueden modificar nuestra perspectiva y transformar al individuo, a la sociedad y a la cultura. Así, comentaremos el posible uso de las sustancias psicodélicas en la prehistoria, la hipótesis de que fueron fundamentales para la evolución asistida de la mente humana, y el uso de enteógenos para rituales, curaciones y adivinación prácticamente en todas las culturas de la antigüedad en los cinco continentes. Abordaremos algunas teorías provocadoras al respecto de su impacto en las estepas siberianas, Oriente Medio, Asia, Grecia y el norte de Europa. Explicaremos la importancia que tuvieron y tienen en el continente americano, y en particular la centralidad de diferentes regiones de México en el consumo. Se hará un recuento del renacimiento de las sustancias psicodélicas y de los cambios culturales, sociales, morales y hasta económicos que estas han motivado desde los años sesenta hasta el siglo XXI y en la era de la red.

Para entender este inmenso impacto es necesario preguntarnos: ¿tiene alguna utilidad para el hongo esa peculiar característica o es un efecto secundario de alguna otra función? Es decir, ¿qué gana el hongo? La biología no tiene aún una respuesta definitiva y si bien hay explicaciones místicas y cuasi religiosas a esta pregunta, la duda sigue pulsante. Lo que se propone aquí es una mirada escéptica y abierta a las experiencias y evidencias de milenios de relación entre el hombre y el hongo.

LAS PUERTAS DE SAN PEDRO

A finales de los años setenta, probé la mariguana. Mi consumo era por demás moderado. Era un fumador temeroso, avaro y tímido. Únicamente fumaba cuando estaba con los amigos que compraban y me convidaban o me regalaban un toquecito. No creo haber pagado por un guato (el nombre que damos a los paquetes de mota en México) ni por un toque sino hasta bien entrado en mis veintes. Me gustaba fumar, pero también me producía un tanto de ansiedad y paranoia, lo cual atribuyo en parte al efecto del cannabis pero más al ambiente de persecución policial y la impunidad con que se reprimía y extorsionaba a quienes eran atrapados fumando o teniendo mariguana, o a los que les plantaban un toque o una bolsa de hierba, aunque fuera simple orégano. La amenaza de la policía mexicana con sus características corrupción, brutalidad e ignorancia fue un factor que estropeó en gran medida la experiencia y me hizo limitar el uso de drogas recreativas. La situación cambió cuando amigos del colegio me hablaron de los hongos. La promesa de alucinar, de transportarme a otro universo, de entrar en contacto con una barbaridad de cosas místicas incomprensibles me pareció demasiado tentadora.

Inicialmente para conseguirlos había que ir hasta la Sierra de Oaxaca, al pueblo de Huautla (donde habían estado los Beatles y quién sabe qué otras celebridades) en busca de curanderos y hongueros como la célebre María Sabina, que tuvieran la paciencia, interés o necesidad monetaria de ofrecernos hongos.

De pronto resultó que no hacía falta ir tan lejos. Me enteré de que en el Estado de México había un lugar donde los hongos crecían naturalmente y los locales no tenían el menor problema en recolectarlos y, al principio, hacer trueque con ellos por cualquier cosa que necesitaran, sin trámite ni pretensión alguna, que pudieran brindarles los fuereños. Así llegué a San Pedro Tlanixco, en el municipio de Tenango del Valle, a menos de dos horas en coche de la Ciudad de México (que entonces aún se llamaba Distrito Federal). Era un pueblito sin mucho carisma pero con el atractivo de estar en las faldas del Nevado de Toluca, rodeado de bosques y una muy pintoresca cascada. Existía el obvio peligro de ser detenido por la policía judicial, estatal o de caminos en la carretera, al entrar o salir del pueblo o en sus calles lodosas. Como comenta mi amigo Christian Wenhammar, un psiconauta veterano, con más viajes de alucinógenos en su haber de los que puedo imaginar y que ahora se dedica en parte al turismo psicotrópico al ofrecer servicios para expandir la mente y abrir las puertas de la consciencia:

> Antes no llegabas con dinero a comprar hongos ni en Huautla ni en San José ni en San Pedro ni en Tetela del Volcán ni en ningún lado. Les preguntabas ¿qué necesitas? Y a veces solamente querían cosas simples como azúcar. Desde que comenzaron a llegar los extranjeros esto se volvió un negocio.

20

También se corría el riesgo de ser atracado por criminales que buscaran coches con placas de la capital, ingenuos cargados de dinero para comprar honguitos. Nada de eso nos sucedió aunque supe de conocidos que sí fueron víctimas de robos. De cualquier forma valía la pena correr el riesgo. Había que ir obviamente en temporada de lluvias pero aun fuera de ella era posible conseguir hongos secos, conservados en miel o en leche condensada. El efecto no era tan distinto de los hongos frescos o por lo menos yo no hubiera podido sentir la diferencia. En ese lugar hay dos tipos de hongos: derrumbes, *Psilocybe caerulescens* (que usualmente crecen en suelos que han sido perturbados, donde han ocurrido derrumbes u otros desplazamientos de tierra, que a menudo cuentan que se debieron a la caída de un rayo) y los menos potentes, que son los pajaritos o *Psilocybe mexicana*, que crecen en los musgos y en campos húmedos. En Palenque, en el estado mexicano de Chiapas, se encuentran los san isidro, *Psilocybe cubensis*, el hongo de psilocibina más popular, identificado en 1906 por el micólogo Franklin Sumner Earle, en Cuba, y conocido como *Stropharia cubensis* hasta ser reclasificado en el género *Psilocybe* en 1949 por Rolf Singer. Estos crecen en el estiércol de vaca (no en el de caballo, donde crecen otros muy parecidos pero indigestos y sin propiedades psicotrópicas; no hemos sido pocos los que los hemos confundido).

La palabra «*psilocybe*» viene del griego y significa «calvo», en referencia a la cabeza sin pelo del hongo. Los derrumbes y san isidro son un poco más gordos y potentes, bastan unos cinco para un viaje; los pajaritos son más delgados y se necesitan alrededor de una docena para obtener un efecto semejante. La dosis recomendada comúnmente (por fuentes experimentadas o tan improvisadas como arbitrarias) para tener un viaje es de 20 a 30 miligramos de psilocibina por cada 70 kilos de peso, el equivalente de 2,5 a 4 gramos de hongos secos. Esto es lo que corresponde para muchos a una dosis «heroica», capaz de disolver las fronteras del ego, distorsionar la percepción del medio, el tiempo y el propio cuerpo, propiciar sinestesia y a veces alucinaciones. Esto puede dar lugar a una experiencia espiritual según el autodenominado profeta de los alucinógenos, el etnobotánico, filósofo y autor que pasó a ser un símbolo de la contracultura de los noventa, Terence McKenna (1946-2000). Ahora bien, como fui aprendiendo con la experiencia, las cantidades eran bastante aleatorias y lo que a una persona lo ponía a volar a otra podía causarle un efecto discreto. Hoy es común que las dosis se dividan en: «micro», «suaves» y las mencionadas «heroicas». Cuando descubrí los hongos todo el mundo buscaba la experiencia más potente que pudiera conseguir.

En aquel tiempo, en San Pedro, uno podía tocar a una puerta, prácticamente cualquier puerta, y preguntar a quien abriera si tenía honguitos o sabía de alguien que tuviera. Con el tiempo comenzamos a reconocer a unos cuantos proveedores confiables pero no faltaba quien al ver llegar fuereños saliera a la calle a ofrecer sus productos. Los hongos se venden usualmente por plato, que puede tener desde cinco hasta doce hongos, aunque esto varía. A veces llevábamos bolsas de ropa y objetos de todo tipo para hacer trueque (un día mi amigo Christian llevó incluso una bicicleta). Nunca regresamos con las manos vacías. En varias ocasiones el botín fue una bolsa de supermercado llena de hongos. Algunas veces se podía sentir la desconfianza de la gente local, otras había un desparpajo inmenso. En mi experiencia la transacción era comercial, sin pretensiones rituales ni espirituales como las que buscaban

22

los que iban a Huautla, y mucho menos terapéuticas; el objetivo era meramente recreativo. Nadie se ofreció a guiarnos en el viaje ni propuso hacer ceremonia alguna o cura mística, ni siquiera nos recomendaban cómo consumirlos ni nos ofrecían un lugar para hacerlo. La transacción era breve, eficiente y todo era para llevar. Lo usual era ir a algún lugar agradable del bosque en las cercanías o a la cañada a comerlos y tener ahí el viaje. Otras veces regresábamos a la ciudad para consumirlos en alguna casa donde no hubiera padres ni figuras de autoridad. Hoy la situación ha cambiado, obviamente, aunque el riesgo de ser detenido, agredido, encerrado y chantajeado por la policía o peor, por el ejército, sigue vigente. Los precios han aumentado notablemente, como es lógico. Debido al cambio climático y a la sobrexplotación hay cada vez menos hongos. Sin embargo, ahora son comunes los hongos cultivados y los kits para crecerlos en casa, en gran medida gracias a la famosa *Psilocybin: Magic Mushrooms Grower's Guide*, de O. T. Oss y O. N. Oeric. Asimismo, hoy se pueden comprar vía internet una variedad apabullante de cápsulas de psilocibina y en particular las microdosis, que dominan el mercado. La psilocibina es probablemente la sustancia psicodélica más distribuida en el mundo. El consumo de hongos se ha vuelto algo más cercano a una ciencia exacta, aunque aún las cantidades y pureza de las sustancias sean cuestionables. Nuestra relación con los hongos se extiende, multiplica y se vuelve más compleja. Es hora de ponerle realmente atención a estos seres extraños.

1. TODOS LOS HONGOS SON MÁGICOS

El micelio omnipresente

Los hongos (que incluyen levaduras, mohos y setas) no se consideran plantas porque son heterótrofos (a diferencia de las plantas que son autótrofas y producen su propio alimento) y no pueden fijar carbono mediante fotosíntesis, sino que usan el carbono de otros organismos para su metabolismo. Tampoco son animales porque tienen paredes celulares similares a las de las plantas en vez de membranas. Pertenecen a su propio reino, el *Fungi* (que fue reconocido apenas en 1969, tras la propuesta del ecologista Robert Whittaker), y todas las variedades (incluyendo mohos, levaduras) descienden de un ancestro común que desarrolló paredes celulares de quitina. Son seres eucariotas y osmótrofos, es decir, que en su digestión segregan enzimas que descomponen la materia orgánica y les permiten absorber los nutrientes a través de las hifas. Los hongos se clasifican en cinco grupos taxonómicos:

ASCOMYCOTA, incluye hongos de formas variadas y con un sistema reproductor denominado aspas que crea esporas;

BASIDIOMYCOTA: hongos gelatinosos con forma de paraguas, ciertas levaduras, hongos microscópicos y otros con una estructura reproductora llamada «basidio»;

GLOMEROMYCETES son los que no presentan una reproducción sexual discernible, y son simbiontes de plantas, con las que establecen vínculos a través de las hifas;

CHYTRIDIOMYCOTA, que agrupa los hongos acuáticos y los que crecen sobre materia orgánica en descomposición, así como sobre ciertos gusanos, plantas, otros hongos y algunos insectos;

y ZYGOMYCOTA, que comprende los que se forman en materia en descomposición o en el canal digestivo de algunos artrópodos.

Los hongos se clasifican también en especies distintas, de acuerdo con su alimentación:

los SAPROTRÓFICOS se alimentan de materia en descomposición, como el shiitake, el botón blanco, la seta de ostra y el hongo polvera;

los hongos MICORRÍZICOS se alimentan de árboles y raíces de plantas bajo tierra, como las trufas, el matsutake y la *Amanita caesarea* o seta del César;

los hongos PARÁSITOS se alimentan de plantas, árboles, insectos y animales para eventualmente matarlos. Entre estos destacan algunos de los hongos con propiedades médicas más asombrosas: el hongo chagas, el melena de león y la seta del chopo.

La mayoría de los hongos emplean esporas para reproducirse, aunque no produzcan setas. Y sus métodos de dispersar esporas pueden ser literalmente explosivos, en algunos casos proyectándolas a velocidades asombrosas de varios cientos de kilómetros por hora, algo que probablemente ningún otro ser vivo puede hacer. Y en conjunto producen millones de toneladas de esporas que por su volumen pueden influenciar en el clima y provocar lluvias. Las esporas de hongos corresponden a la porción más grande de material viviente en la atmósfera de la tierra.

Nuestro planeta tiene unos 13.800 millones de años de existencia como tal. Las primeras muestras de vida unicelular aparecieron hace unos 4.500 millones de años. De acuerdo con un descubrimiento en 2017, en Sudáfrica se encontraron rastros de micelio en lava preservados en piedra volcánica que datan de hace 2.400 millones de años, casi mil millones de años antes del tiempo en que se suponía que los *Fungi* se separaron y constituyeron su propio reino. Este espécimen muestra filamentos que se tocan y enredan, las dimensiones de las hifas y de lo que parecen esporas coinciden con los micelios contemporáneos. Así, sería una de las primeras formas multicelulares de vida, que además se ha mantenido con pocos cambios. En Brasil se encontró un hongo fosilizado de hace 1.400 millones de años. Como referencia es importante recordar que hace tan solo dos millones de años que apareció el género homónido y el *Homo sapiens* hace unos 300.000 años.

Prácticamente todos los suelos donde existe vida en el planeta están cubiertos por madejas de cableado biológico de origen fúngico, hifas incoloras usualmente microscópicas (del grueso de una célula, entre dos y veinte micrómetros de diámetro, cinco veces más delgadas que un cabello humano promedio) que, como si fueran raíces, alimentan y comunican a los hongos. Cuando las hifas se unen y se

27

inflan del agua que absorben de la tierra pueden formar setas. Esos extraños filamentos que pueden crecer longitudinalmente de forma indefinida hacen posible la vida en la tierra. Las hifas forman el micelio, y pueden ser imaginadas como «una investigación-especulación viviente, oportunista y que crece en forma corporal»,[1] escribe el biólogo y escritor Merlin Sheldrake en su primer y fantástico libro, *Entangled Life*. El micelio es el sistema de alimentación y comunicación del hongo, tiene una estructura que puede llegar a ser muy elaborada, indeterminada, cambiante y aparentemente irrepetible debido a que las hifas van creciendo al dirigirse hacia posibles fuentes de alimento y alejándose de las amenazas. Las hifas pueden penetrar en las raíces de las plantas y en otras hifas con lo cual se da una transferencia horizontal (a diferencia de la transferencia por descendencia) de materiales genéticos, sin necesidad de sexo. El micelio consiste en redes terrestres y acuáticas que forman un interminable tejido, un sistema nutritivo y nervioso que permite el crecimiento, alimentación y expansión de los organismos que se encargan de procesar la materia biológica, descomponer la materia orgánica, convertir la biomasa en abono. Durante siglos era común pensar que los hongos eran seres parasitarios que causaban daño a las demás plantas. Ahora se sabe que el micelio es fundamental para la salud y el crecimiento de algunas plantas y de los bosques. Empleando sustancias químicas o estímulos eléctricos, el micelio establece canales de comunicación con las plantas, otros hongos, insectos, bacterias y seres vivos de su ecosistema. «El micelio es tejido conectivo ecológico, la costura

1. Merlin Sheldrake, *Entangled Life*, Random House, Nueva York, 2020, p. 57.

viviente con que está relacionada gran parte del mundo»,[1] escribe Sheldrake. En un experimento llevado a cabo en 1997 por la bióloga canadiense Suzanne Simard, de la Universidad de Columbia Británica, inyectaron isótopos de carbón radioactivos a pinos y rastrearon su desplazamiento por el bosque. En poco tiempo los isótopos estaban presentes en los árboles vecinos de varias especies en un área de treinta metros cuadrados. Este flujo se dio en gran medida por el micelio, y a esto Simard lo denominó «*wood wide web*», en un artículo en la revista *Nature* en 1997, debido a su semejanza con el *world wide web* de internet. Así pues, es posible pensar en los bosques como superorganismos conectados por redes fúngicas. Christina Kaiser, de la Universidad de Viena, dice al respecto de la red micorrizal: «Es usualmente considerada como una red para suministrar nutrientes a cambio de carbono, y no para distribuir carbono de una planta a otra en grandes cantidades».[2] El equipo de Kaiser estimó que en un terreno del tamaño de un campo de rugby los árboles intercambiaban el equivalente a doscientos ochenta kilos de carbono cada año. «Los bosques son mucho más socialistas de lo que uno podría haberse imaginado», dice Franciska de Vries, de la Universidad de Manchester.[3]

Hoy se sabe mucho más acerca de estos organismos y de cómo el micelio en algunas especies puede conducir estímulos eléctricos y olas de actividad eléctrica a lo largo de las hifas (que también son tubos aislados con proteínas

1. Sheldrake, *Entangled Life*, cit., p. 51.
2. «The Wood Wide Web», *The Atlantic*, 14 de abril de 2016. <https://www.theatlantic.com/science/archive/2016/04/the-wood-wide-web/478224/>.
3. *Ibid.*

que permiten el flujo eléctrico por largas distancias), como si se tratara de células nerviosas animales. Asimismo, las hifas deben penetrar superficies y materiales duros y resistentes para lo cual necesitan presión (que a veces llega a ser de cincuenta a ochenta atmósferas, suficiente para romper plásticos tan duros como el mylar y el kevlar). Las hifas se llenan de agua que es desplazada de una parte a otra de la red del micelio para inflar una seta en desarrollo con un impulso dirigido y concentrado. Sheldrake compara la red del micelio con enjambres de puntas de hifas, ya que pueden perseguir un objetivo común y tener un comportamiento colectivo como las abejas, termitas y hormigas, con la diferencia de que las hifas están todas conectadas. El micelio es por tanto una unidad y a la vez una multitud, un individuo y un colectivo.

El micelio en su búsqueda de alimentos debe decidir si extenderse en una red densa (útil en distancias cortas) o bien dispersa (conveniente para largos trayectos). Puede partir en muchas direcciones y en función de lo que encuentre, abandonar algunas rutas para concentrarse en otras más prometedoras; además, puede desplazarse. «Una red micelial es un mapa de la historia reciente de un hongo y es un útil recordatorio de que todas las formas de vida son de hecho procesos y no cosas», apunta Sheldrake.[1] Además el micelio tiene una enorme capacidad de regenerarse por lo que si se corta de una red micelial un pedazo y se resiembra, se genera una nueva red; en principio esto puede repetirse infinitamente haciendo que este ser vivo sea inmortal. De ahí la pertinencia de la pregunta que se han hecho muchos micólogos: «¿Es entonces el micelio un cuerpo sin un plan?».

1. Sheldrake, *Entangled Life*, cit., p. 59.

Las hifas son muy versátiles ya que aparte de conducir nutrientes, agua y señales, parecen tener una memoria direccional extraordinaria y pueden crear auténticas trampas en forma de nudos corredizos y sogas, que atraparán a gusanos nematodos al inflarse en decenas de segundos al contacto para estrangular a los parásitos. Sheldrake describe que las setas de ostra producen «unas agujas con una gota de una sustancia tóxica que paraliza al gusano el tiempo suficiente para que la hifa crezca a través de su boca y digiera al nematodo desde adentro. Otros hongos producen esporas capaces de *nadar* a través de la tierra, atraídas por el gusano al que se pegan, y una vez ahí desarrollan un arpón con una hifa especializada conocida como "célula pistola"».[1] Las setas pueden también expulsar aromas, en algunos casos tan potentes y fragantes como el de las trufas, que sirve para atraer animales a que las consuman y así propagar sus esporas a través de sus heces. Si muchas especies son microscópicas, hay también redes de hongos de miel, o *Armilaria ostoyae*, que son uno de los organismos más extensos del mundo. El hongo de este tipo más grande conocido está en el estado de Oregón, mide alrededor de diez kilómetros cuadrados, pesa cientos de toneladas y su edad puede estar entre los dos mil y los ocho mil años. Los hongos parecen estructuras frágiles, pero algunos, a pesar de no ser particularmente duros, pueden romper el asfalto o empujar pesadas piedras y objetos (a veces de hasta 130 kilogramos en el caso de algunas *Phallaceae*, hongos en forma de falo que producen una masa pegajosa de esporas que huele a heces o carroña) para salir de la tierra, al inflarse vertiginosamente con agua.

1. Sheldrake, *Entangled Life*, cit., p. 45.

Si bien los hongos tienen una variedad de usos benéficos también pueden ser responsables de enfermedades y muerte, no solo por la ingestión accidental de una seta venenosa sino por la existencia de especies como la *Magnaporthe grisea*, o tizón de arroz, que son una plaga y destruyen anualmente el equivalente del arroz necesario para alimentar a sesenta millones de personas. Otros hongos pueden matar árboles, y sus efectos son cada vez más poderosos debido al calentamiento global. Aparte de eso hay una serie de hongos que pueden crear infecciones potencialmente mortales, como el *Cryptococcus neoformans*, la *Candida auris*, el *Aspergillus fumigatus*, varias especies del género *Fusarium*, a *Nakaseomyces glabrata* y el *Histoplasma capsulatum*.

De no existir los hongos, la materia muerta se vendría apilando en la tierra desde hace más de mil millones de años, sin capacidad de descomponerse, desintegrarse y devolver sus nutrientes a la tierra. Sin los hongos la tierra sería inerte y los minerales fundamentales para la vida quedarían apresados en rocas imperturbables que solo ellos y los líquenes pueden devorar; sin ambos no dispondríamos del fenómeno de fermentación indispensable para producir alcohol y hacer que suba el pan. Han sido igualmente importantes para la existencia de las plantas terrestres: hace quinientos millones de años, algas que no tenían raíces ni podían almacenar ni transportar agua ni sabían cómo extraer nutrientes de la tierra seca, se asociaron con hongos para usarlos como sistemas de raíces. Docenas de millones de años después, las plantas desarrollaron sus propias raíces, en una simbiosis que transformó al planeta y en la que el hongo le da nutrientes y agua a la planta a cambio de hidratos de carbono que la planta adquiere por fotosíntesis. Esta colaboración milenaria ha sobrevivido hasta nuestros días en la forma de la simbiosis entre el hongo micorrizal y cerca del noventa por ciento de las plantas. Estas relaciones son dinámicas y van cambiando aun cuando las hifas y las raíces envejecen y mueren. En gran medida los hongos han tenido un papel importante en la formación de la atmósfera del planeta.

Una de las razones por las que no se han podido domesticar hongos como las preciadas trufas del Piamonte, las chantarelas y matsutake es debido a las complejas relaciones que establecen 'con las plantas, las bacterias y el entorno donde crecen, que no se han podido desentrañar, y por lo tanto son imposibles de reproducir. «No se pueden cultivar trufas sin pensar al nivel del ecosistema», escribe Sheldrake.[1] Los hongos generan moléculas que funcionan como drogas y medicamentos fundamentales, como la penicilina, descubierta por Alexander Fleming en 1928, una sustancia que protege a los hongos de las infecciones bacterianas y que se convirtió en el primer antibiótico moderno en proteger a los humanos de una variedad de infecciones. Algunos remedios fúngicos fueron usados desde antes de la aparición del *Homo sapiens*. Se encontraron restos de un individuo neandertal, que vivió hace más de cincuenta mil años, que tenía un absceso dental y comía un moho que producía una especie de penicilina como antibiótico. Los hongos se han usado con fines curativos por milenios, desde el antiguo Egipto hasta los nativos originales australianos.

Los animales, las plantas y prácticamente todos los seres vivos provenimos evolutivamente de un antepasado fúngico o micótico, de ahí que nuestras moléculas no sean tan distintas de las de los hongos y varios de los remedios y antídotos que desarrollan los hongos nos sirvan

1. Sheldrake, *Entangled Life*, cit., p. 49.

como fármacos a nosotros. Algunos de los más conocidos son el inmunosupresor ciclosporina, que es muy usado para evitar rechazos en trasplantes de órganos, las estatinas para reducir el colesterol, y varios medicamentos antivirales y anticancerígenos que también son de origen fúngico. De acuerdo con Merlin Sheldrake el sesenta por ciento de las enzimas utilizadas en la industria son generadas por hongos y el quince por ciento de todas las vacunas son producidas por cepas de levaduras (como las de la hepatitis B y la tuberculosis). Entre otros usos que se dan a los hongos tenemos las técnicas de micoremediación, que son aquellas que usan el micelio del hongo para contener y degradar el efecto de sustancias tóxicas en el medio ambiente. La micofiltración consiste en filtrar líquidos en el micelio para eliminar metales pesados y descomponer toxinas. Asimismo, nuevos materiales de origen fúngico pueden sustituir a los plásticos y pueden emplearse para eliminar manchas de petróleo en el agua y reducir la contaminación por plásticos, poliuretano, materiales radiactivos y una variedad de sustancias. Un material obtenido a partir del hongo portobello puede reemplazar el grafito de las baterías. La hifa puede utilizarse como sustituto de la piel para sanar heridas e incluso se están fabricando materiales de construcción hechos con micelio. Sin embargo, sabemos muy poco de los hongos y gran parte de las especies existentes son desconocidas. Sheldrake señala que «se cree que hay entre 2,2 y 3,8 millones de especies de hongos en el mundo –de seis a diez veces el número estimado de especies de plantas–, lo que quiere decir que apenas el seis por ciento de todas las especies fúngicas han sido descritas».[1] Esto significa que co-

1. Sheldrake, *Entangled Life*, cit., p. 16.

nocemos tan solo entre doscientas y cuatrocientas mil especies, de acuerdo con el informe de 2020 del Kew Royal Botanic Gardens.

La inteligencia del hongo

La inteligencia usualmente está definida en términos humanos, con un cerebro central capaz de percibir estímulos diversos y procesarlos como información echando mano del lenguaje, la lógica y la razón. Pero imaginar que la inteligencia consiste únicamente en procesos superiores y abstractos es una manera muy limitada de entenderla. La inteligencia es también la capacidad de resolver problemas esenciales para la supervivencia, es decir, de escoger entre opciones. De ahí que se puedan tener comportamientos inteligentes y conectar percepción y acción aun sin tener un cerebro ni estructuras centralizadas, como es el caso de los hongos. No es fácil concluir que los hongos o los musgos tengan cognición o sentido del ser, pero su inteligencia sí puede entenderse como la capacidad de resolver problemas y de adaptarse a diversas situaciones cooperando con otros seres vivos en beneficio mutuo. Independientemente de esa capacidad de resolver problemas, los hongos son organismos impredecibles que responden de maneras ingeniosas a su entorno, tanto en la forma en que se relacionan con sus vecinos como con sus enemigos. Una de sus características más sorprendentes la encontramos en los hongos micorrizales. Estos organismos tienen la capacidad de establecer relaciones transaccionales con las plantas, intercambiando nutrientes de manera justa y equitativa, lo cual hace pensar en que debe existir una fase en la que se establezcan metas y objetivos. «Los hongos activamente sienten e interpretan sus mundos, aun si no tenemos manera de saber qué quiere decir para una hifa sentir o interpretar.»[1]

La cooperación de los hongos con otros organismos pone en evidencia que nuestra noción convencional de la selección natural como la teoría de que todo organismo tan solo se ocupa de su propia supervivencia y la de su descendencia es errónea, ya que existen numerosas formas de cooperación entre multitudes de organismos, algunas de las cuales son meramente altruistas o incluso son inversiones con beneficios a futuro. A pesar de no tener cerebro, los hongos toman continuamente decisiones e improvisan, con la ventaja de que cuando enfrentan un camino bifurcado pueden extender sus hifas en varias direcciones simultáneamente y evaluar la mejor opción. Los hongos miceliales y los mohos limosos plasmodiales (mixomicetos) forman elaboradas redes interconectadas que responden en gran medida a las condiciones ambientales locales. Esta capacidad se ha estudiado para entender y mejorar el funcionamiento de sistemas de redes de información, comunicación y transporte.

El ejemplo más conocido es el del moho mucilaginoso, también conocido como «blob», por la película de terror y ciencia ficción con ese nombre que en español se llamó *La masa devoradora* o *La mancha voraz*. Este organismo se ha usado en varios experimentos para resolver problemas debido a que es fácil de observar y estudiar. Uno de estos experimentos consistió en hacer que este hongo encontrara la salida de un laberinto al situarlo en un punto y poner un nutriente en el extremo opuesto. Cuando este moho encuentra numerosas fuentes de alimento separadas tiende a rodearlas y crear túneles para distribuir los nutrientes y parece decidir el trayecto más

1. Sheldrake, *Entangled Life*, cit., p. 50.

corto y eficiente para llegar a su objetivo, resolviendo el laberinto. Un equipo de investigadores japoneses dirigido por Toshiyuki Nakagaki, en la Universidad de Hokkaido, creó un mapa de los alrededores de Tokio y puso avena en los principales centros de población que sirven como conexiones de transporte, así como luces intensas (que este moho no tolera) en los obstáculos geográficos y de otros tipos. En un inicio el moho simplemente se distribuyó alrededor de las hojuelas de avena, pero en unas horas comenzó a refinar su patrón, enfocándose en ciertas conexiones y eliminando las que eran innecesarias.[1] En un día el moho, *Physarum polycephalum*, a pesar de ser un organismo unicelular sin cerebro, construyó una red de tubos de nutrientes entre las hojuelas. El diseño era casi idéntico al de la red ferroviaria alrededor de Tokio. Este experimento ha sido reproducido con una variedad de mapas, desde carreteras británicas (el micelio estableció una maqueta de las autopistas M5, M4, M1 y M6 para comunicar bloques de madera colonizados por hongos que tenían un tamaño proporcional al de las ciudades más importantes del país) y estadounidenses, hasta el plano de una tienda Ikea, pasando por rutas de evacuación de edificios. Por su parte, Lynne Boddy, profesora de ecología microbiana en la Universidad de Cardiff, ha estudiado el comportamiento de búsqueda de alimentos del micelio y uno de sus experimentos ha consistido en reproducir con hifas lo que hacen los musgos gelatinosos. Hizo una maqueta del territorio británico y puso varios trozos de madera colonizados por hongos *Hypholoma fasciculare*, de tamaño proporcional

1. «Slime Mold Grows Network Just Like Tokyo Rail System», *Wired*, 22 de enero de 2010. <https://www.wired.com/2010/01/slime-mold-grows-network-just-like-tokyo-rail-system/>.

a las poblaciones de las ciudades que representan. Sheldrake escribe que «los hongos crecieron desde las ciudades e hicieron la red de carreteras».[1] La evolución les ha dado a los hongos la capacidad de resolver problemas en el espacio con la destreza de comprender la geometría del terreno y transformarse para confrontar nuevos desafíos.

El micelio puede hacer pensar en una especie de cerebro subterráneo, pero, si bien hay algunas analogías, se trata de estructuras muy distintas, diseñadas para realizar funciones distintas. No hay –que se sepa– en el hongo neuronas ni sinapsis, ni estructuras diferenciadas ni zonas especializadas como en el cerebro animal. No obstante, el micólogo sueco Stefan Olsson adaptó técnicas utilizadas en el estudio del cerebro de insectos (polillas, específicamente) para estudiar las señales eléctricas en el micelio de la *Armillaria mellea* u hongo de miel. Encontró que el micelio producía impulsos eléctricos que viajaban por las hifas con una tasa semejante a la de las neuronas sensoriales de los animales. Olsson comprobó su teoría al poner un trozo de madera cerca de las hifas y ver que la tasa de señales aumentaba notablemente y que, en cambio, no lo hacía si ponía objetos que no les servían de alimento. Además, obtuvo los mismos resultados con otros tipos de hongos. Esto parece ser cierto especialmente en hongos con redes de larga vida que se extienden por grandes distancias.

Individualidad y colectividad

Si algo debemos aprender del reino *Fungi* es que la noción de individuo es en el mejor de los casos cuestionable.

1. Sheldrake, *Entangled Life*, cit., p. 53.

Todos los seres vivos somos un ecosistema, una colección de relaciones entre entidades. La manera en que estos organismos se relacionan entre ellos y con el entorno es reveladora por sus formas de cooperación, competencia y colectividad, que ponen en evidencia no solamente el intercambio de recursos sino también la transmisión de información. Estas relaciones pueden observarse en las plantas que dependen de los hongos micorrizales o en la microbiota intestinal, compuesta por una inmensa variedad de organismos (tan solo en el colon hay entre trescientas y mil especies diferentes de bacterias, y se estima que la microbiota humana contiene cien veces más genes que el genoma humano). ¿Dónde comienza la planta y termina el hongo y hasta qué punto es importante la función de las bacterias para la relación entre ellos? Gran parte de nuestra fisiología depende de la complejidad de las relaciones con los seres que nos rodean, desde las entrañas hasta los cultivos, los animales de granja, los parásitos y todo lo que conforma nuestro entorno. Los micelios de muchos hongos pueden fusionarse con otros micelios aun si no son sexualmente compatibles, basta que sean genéticamente similares. Al considerar la abigarrada cooperación y dependencia de seres y organismos, es necesario preguntarnos: ¿de quién hablo cuando hablo de mí?

En estudios recientes se ha detectado que los hongos al ser conectados a electrodos muestran señales eléctricas que, de acuerdo con el investigador Andrew Adamatzky, del Laboratorio de Computación No Convencional de la Universidad del Oeste de Inglaterra, Bristol, son comparables a las de lenguaje humano. De manera que trató de descifrar la «sintaxis potencial del idioma de los hongos» y propuso que aparentemente tenían un vocabulario de alrededor de cincuenta palabras, de extensión semejante a las humanas, que podrían servir para comunicar su presencia o advertir la cercanía de «atrayentes o repelentes».[1] Las puntas del micelio al propagarse están eléctricamente cargadas; puede ser que estas señales signifiquen algún sistema de comunicación o bien lo que se registra simplemente puede ser un mecanismo de crecimiento. Adamatzky clasificó las «palabras» de los hongos por el número de picos eléctricos que tienen, lo cual es una forma demasiado elemental de identificarlas; sin embargo, abre la puerta a investigaciones y especulación.

Adamatzky insertó electrodos en setas de ostra y al acercarles una flama obtuvo una respuesta eléctrica intensa. Al reaccionar de esa manera y poderlo comunicar por las hifas del micelio con otros organismos, este fenómeno tal vez funcionase como un sistema de alarma. De esa manera el micelio puede convertirse en una especie de panel de control que registre fenómenos y los traduzca en señales eléctricas. A partir de ahí, el científico ha especulado con la posibilidad de crear una computadora fúngica que pueda traducir esas respuestas eléctricas y aprender de ellas lo que está sucediendo en su ecosistema, como sensores ambientales naturales que reporten acerca de las condiciones del suelo, el agua, los depredadores y cualquier característica de importancia.

Psicoactivos, divinidad, terapia y crueldad

Se han clasificado las sustancias psicoactivas por sus efectos. Así, las psicotónicas producen un estado de estímulo y excitación; las psicolépticas provocan una disminu-

1. «Fungi Appear to Talk in a Language Similar to Humans», *Newsweek*, 6 de abril de 2022. <https://www.newsweek.com/fungi-lan guage-communication-talk-similar-humans-1695146>.

ción de la tensión mental por lo que causan relajamiento y somnolencia; y, por último, las psicodélicas son aquellas que al ingerirse o absorberse puede provocar efectos alucinógenos (visuales o auditivos), cambios poderosos en la percepción, las emociones y las capacidades cognitivas, estados extáticos, disolución del yo, del tiempo y el espacio, además de poder inducir una especie de iluminación. Prácticamente todas las culturas de la antigüedad han usado sustancias de este tipo. En diversos momentos de la historia y en casi todos los continentes se han empleado con el objetivo de tener experiencias místicas, de hablar con los dioses, encontrar a alguien o algo extraviado o adquirir un estado superior o alternativo de consciencia. De ahí que también nos refiramos a algunas de estas sustancias como enteógenos, que significa la manifestación de lo divino en el interior o «aquello que causa que dios esté dentro de un individuo». Esta palabra fue acuñada en 1979 por un grupo de etnobotánicos y estudiosos de la mitología entre los que se encontraban algunos de los principales estudiosos de los psicotrópicos como Richard Evans Schultes, Jonathan Ott y Robert Gordon Wasson, además de Carl A. P. Ruck, Jeremy Bigwood y Danny Staples. Con este neologismo se referían a la propiedad de ciertas sustancias psicoactivas para inducir estados de consciencia que pueden interpretarse como místicos o religiosos.

Algunas de las sustancias psicodélicas más importantes pertenecen a la categoría de las triptaminas, las cuales son compuestos naturales o indoles orgánicos que están presentes en plantas, hongos y animales. Se caracterizan por contar con dos anillos, un hexágono y un pentágono, y usualmente funcionan como moléculas de señalización entre células. Las triptaminas incluyen la serotonina y la melatonina, así como otros compuestos que tienen un mimetismo molecular con estos neurotransmisores, y con propiedades alucinógenas, como la psilocibina en los «hongos mágicos» y la dimetiltriptamina (DMT) de la ayahuasca. La serotonina, el neurotransmisor relacionado con el control de estados de ánimo, la conducta social, el sueño, la atención, la sexualidad, la locomoción y la respiración entre otras funciones en los animales, incluyendo el humano, es muy similar estructuralmente a la psilocibina y otras moléculas psicodélicas. Las moléculas psicodélicas, LSD y psilocibina, tienden a unirse a los receptores 5-HT$_{2A}$ que usa la serotonina y que abundan en el córtex cerebral humano. Esto lo descubrió el químico Franz X. Vollenweider en 1998. Aparentemente el LSD tiene una afinidad superior que la serotonina con el receptor 5-HT$_{2A}$, lo cual ha hecho pensar a los especialistas que el cuerpo probablemente produce en determinadas condiciones alguna sustancia similar a estos psicotrópicos aun no conocida. Recientemente, se han descubierto y desarrollado sintéticamente nuevas sustancias psicodélicas triptamínicas, como la alfa-metiltriptamina (AMT); la Alfa-O, 5-metoxi-N,N-dimetiltriptamina (5-MeO-DMT); o la Foxy Methoxy, 5-metoxi-N,N-diisopropiltriptamina (5-MeO-DIPT); algunas de las cuales existen en un vacío legal ya que no están incluidas en las listas de drogas prohibidas.

Es aún un misterio por qué ciertos hongos evolucionaron para crear y seguir produciendo durante milenios compuestos similares a neurotransmisores. Entre las teorías más conocidas está la que sostiene que los hongos desarrollaron estas sustancias para emplearlas como un mecanismo para protegerse de depredadores, o también que su objetivo sea influir en el comportamiento de los insectos u otros seres vivos para usarlos en su beneficio. El químico y académico Michael Beug, en respuestas a las preguntas de Michael Pollan, dijo que las sustancias psicotrópicas de los hongos pueden ser un mecanismo ingenioso de defensa: «¿Por qué las plantas no matan directamente a sus depredadores? Tal vez porque eso serviría para hacer evolucionar rápidamente su resistencia, mientras que jugar con sus redes de neurotransmisores puede distraer al depredador o, mejor aún, causarle que tenga comportamientos peligrosos que probablemente acorten su vida».[1] Sin embargo, la seta es tan solo el cuerpo fructuoso del hongo, y la psilocibina se concentra ahí y no en el micelio, que debería ser la parte protegida. ¿Por qué sería esa la parte defendida si no es prioritaria para la supervivencia del hongo? Beug considera que las setas con más psilocibina son preferidas como comida por varias especies animales, incluyendo caballos, perros, renos y ganado. Algunos parecen disfrutar de los efectos, quizás sienten más energía y mejor visión. Hay constancia de pueblos indígenas que dan setas psicotrópicas a sus perros para cazar. Al ser consumidas así, las esporas se diseminan mejor y de esa forma opera la selección natural.

Un ejemplo relevante es la relación que se establece entre las hormigas y el hongo *Ophiocordyceps unilateralis*, que recientemente se ha popularizado debido al videojuego y a la serie de ciencia ficción apocalíptica *The Last of Us*, y que se conoce como el hongo zombi. Este hongo originario de la selva amazónica es un poderoso manipulador del comportamiento de ciertas hormigas en su beneficio. Los expertos creen que esta relación se ha desarrollado desde hace unos 45 millones de años y aunque no se sabe cómo, originalmente se suponía que el hongo tomaba el control del insecto al infectar su cerebro con células fúngi-

1. Michael Pollan, *How to Change Your Mind*, Penguin Books, Nueva York, 2018, p. 213.

cas que se apoderaban del sistema nervioso para manipular los músculos. Ahora se piensa que el cerebro no es invadido, sino que el hongo ejerce su control sobre el cuerpo del insecto mediante sustancias químicas, que aún no han podido ser identificadas, que pueden manipular los músculos y el sistema nervioso. La relación es muy específica entre el hongo y una especie determinada de hormigas, y parece que el primero fue aprendiendo y desarrollando a lo largo de los milenios el mejor método para aprovecharse de ellas. Otro hongo de la especie *Massospora*, el cual produce psilocibina y catinona (un alcaloide relacionado con la efedrina y otras anfetaminas), tiene la capacidad de infestar a las cigarras y destruirles el abdomen desarrollándoles una especie de tapón de esporas. A pesar del enorme daño corporal, las cigarras no quedan incapacitadas sino que, por el contrario, se vuelven hiperactivas e hipersexuales, aunque han perdido sus genitales. Al volar buscando aparearse frenéticamente van espolvoreando las esporas, que contaminan a otras cigarras, con lo que se convierten en «saleros voladores de la muerte», de acuerdo con Sheldrake. Tanto en el caso de las hormigas como de las cigarras, el hongo no destruye las funciones cerebrales sino que parece dosificar un químico al insecto para controlarlo. Entre las cosas que más sorprenden se cuenta la perfección con que el hongo sincroniza los efectos de sus acciones en estos insectos para hacerlos comportase de determinada manera en un orden preciso de acciones, como si se tratara de una posesión maquinal altamente sincronizada.

Una vez que el hongo infecta a una hormiga la hace desplazarse como un zombi, lejos de su colonia, trepar a una planta desafiando su miedo natural a las alturas y, cuando llegado a determinada altura (a unos 25 centímetros del suelo, una zona donde hay las condiciones de temperatura y humedad ideales para que fructifiquen las setas), la obliga a morder la hoja en una nervadura principal, al medio día, en sincronía con otras hormigas infectadas. El hongo se convierte en una especie de prótesis que conquista alrededor del 60 % de la masa del insecto. Las hifas crecen en su interior, enredando sus fibras musculares y recibiendo órdenes desde el micelio. Ahí la hormiga muere y después un hongo emerge de su cabeza para liberar esporas. Se sabe de 35 variedades de este hongo que pueden transformar insectos en zombis a su servicio, pero pueden existir cientos de especies aún desconocidas. Un control semejante es asombroso e incluso entre los modernos arsenales farmacéuticos diseñados para modificar comportamientos animales no hay drogas que operen con una precisión semejante. Basta imaginar la manera en que cambiaría el mundo si aparecieran sustancias capaces de controlar actividades específicas y convertir a animales o al hombre en auténticos robots biológicos.

Sheldrake señala que el *Ophiocordyceps* está relacionado con el hongo ergot, del cual fue aislada una de las moléculas de alcaloide fundamentales para producir LSD. Dado que en las «hormigas infectadas la parte del genoma del *Ophiocordyceps* que es responsable de la producción de estos alcaloides está activada, es probable que tenga un papel en la manipulación del comportamiento de las hormigas».[1] Este hongo, como muchos otros, no puede invadir los cuerpos de los mamíferos y en particular de los humanos ya que no soporta la temperatura de esos cuerpos. La idea del videojuego *The Last of Us* es que el *Cordyceps* ha evolucionado y en parte gracias al calentamiento global es capaz de sobrevivir en cuerpos de sangre caliente.

1. Sheldrake, *Entangled Life*, cit., p. 102.

Los hongos que contienen psilocibina tienen numerosas cualidades para curar o aliviar desórdenes mentales en los humanos; esto pudo haber sido el resultado de la evolución, de la conveniencia y de la relación entre ambas especies. Estas cualidades que eran obvias para una variedad de culturas tradicionales en varios continentes tardaron en ser asimiladas por la medicina occidental hasta el siglo XX. Ahora bien, llama la atención como en la modernidad quienes emplean técnicas terapéuticas con hongos recurran a una mezcolanza ideológica, espiritual, religiosa para validar intelectual y emocionalmente el poder biológico del hongo. Los recientes experimentos llevados a cabo con psicotrópicos y en particular con psilocibina «han sido considerados entre las más efectivas intervenciones psiquiátricas en la historia de la medicina moderna».[1]

Cuando se piensa en el efecto de las sustancias psicotrópicas a menudo las explicaciones se concentran en los cambios químicos y las conexiones que tienen lugar en el cerebro. Sin embargo, es importante considerar que en realidad tienen un impacto en la totalidad de la persona y no solamente en ese órgano. Si hemos de reducirlo a una explicación materialista, la sustancia desencadena una sucesión de eventos que activan recuerdos, pensamientos a menudo incoherentes y subconscientes que interactúan con los estímulos visuales, auditivos y táctiles para crear sensaciones inusuales, emociones confundidas y estados inestables. Más que magia, vínculos sobrenaturales, comunicaciones con entidades externas o misticismo se trata de una alteración, supresión o magnificación de percepciones que involucran a varias partes del cerebro. No obstante, entender superficialmente los cambios de consciencia por

1. Sheldrake, *Entangled Life*, cit., p. 112.

sus causas neuroquímicas no es suficiente para descifrar el misterio de la manera en que estas sustancias actúan, en colaboración con nuestra propia psique. Pero aún en esos términos, al fracturarse la realidad, esta se revela como una ilusión y abre las posibilidades a otras maneras de ser consciente. En las religiones la fe es fundamental precisamente porque a pesar de no haber señales perceptibles de las acciones de la divinidad (aparte de querer interpretar lo incomprensible como mensaje) el creyente no pierde confianza en dios. En cambio, en la experiencia psicotrópica las señales brotan con un realismo apabullante y no necesitan de fe alguna.

Las técnicas de obtención de neuroimágenes e imágenes de funciones cerebrales pueden mostrar el efecto de los psicotrópicos en las diferentes regiones del cerebro, pero eso no sirve forzosamente para explicar las sensaciones ni las emociones, ya que como escribe Sheldrake: «Después de todo, es la gente la que tiene experiencias no los cerebros».[1] De ahí que sea tan difícil explicar cómo funcionan estas sustancias. Lo que se sabe en el caso de la psilocibina es que una vez que entra al organismo esta sufre desfosforilación, con lo que se transforma en psilocina (4-hidroxi-N-dimetiltripatmina), que tiene propiedades alucinógenas más fuertes y puede imitar el estímulo a ciertos receptores por el neurotransmisor serotonina y activar la neurogénesis, es decir, la formación de nuevas neuronas, así como generar nuevas conexiones. La psilocibina se puede absorber en forma de hongos frescos, secos o en polvo.

De esta manera las sustancias psicodélicas se infiltran en el funcionamiento neuronal, cambiando el flujo de señales, pero también modificando estructuras y el creci-

1. Sheldrake, *Entangled Life*, cit., p. 115.

miento de las neuronas. Probablemente a eso se deba la capacidad que ofrecen al usuario de «reinicializar» su mente, romper con las formas rígidas, aprendidas desde la infancia de entender la vida y la realidad. Y si una forma es en particular rígida es la idea que tenemos del yo; por tanto, al demolerla, quedamos varados en una aparente nada donde cualquier cosa podría ser posible. Al abolir ese concepto, el ego se abre y el individuo se fusiona con el entorno, estableciendo nuevas relaciones con el mundo.

Aquí la pregunta verdaderamente inquietante es si los efectos psicotrópicos son una expresión de la naturaleza humana liberada o bien de la naturaleza del hongo. De ahí la relevancia de comparar lo que sucede en nuestra mente y en las sociedades (ceremonias, rituales, religiones y una variedad de sistemas de creencias) al ingerir sustancias que alteran la mente y lo que hace el *Ophiocordyceps* a las hormigas. Así como el hongo usa el cuerpo de la hormiga y su colectividad, es probable que también use el nuestro y nuestra comunidad. ¿Son estos efectos una expresión del fenotipo que se extiende más allá del cuerpo del hongo? ¿Trascienden las diferencias entre especies y se manifiestan en insectos y mamíferos? El orden sistemático, programado, casi maquinal con que el hongo controla y vuelve «zombis» a las hormigas pone en evidencia que estamos ante una forma extraña de inteligencia.

Se cree que los hongos comenzaron a producir psilocibina hace unos setenta y cinco millones de años, esto es, mucho antes de la aparición de los homínidos. No es por tanto probable que hayan desarrollado esa sustancia evolutivamente por su relación con los primates. Aparentemente esta sustancia no tiene una función esencial para la supervivencia del hongo y tal vez estuvo en su naturaleza por millones de años hasta que accidentalmente tuvo un uso al ser ingerida por otros seres y eventualmente por nuestros antepasados. Esta sustancia pudo haber sido un producto secundario, sin función específica ni de atracción ni de defensa, puede que «se trate de variaciones de un tema bioquímico que un día podría ser útil o no».[1] Sheldrake señala que el análisis del ADN de especies de hongos que producen psilocibina ha revelado que la capacidad de producir esta sustancia ha aparecido varias veces en el curso evolutivo y no una solamente, lo cual enfatiza su importancia y demuestra que no es una propiedad irrelevante. Y lo más extraño es que algunos grupos de genes necesarios para producir psilocibina han saltado «horizontalmente» entre diferentes especies fúngicas en numerosas ocasiones, con lo que las características son trasplantadas entre hongos sin necesidad de que tengan sexo para reproducirse.[2] Esta transmisión sucede comúnmente en las bacterias. El hecho de que esto tenga lugar es una manera de confirmar su importancia evolutiva. Asimismo, el hecho de que el grupo de genes que produce psilocibina se mantenga unido en este proceso añade otro nivel de certeza a que no es un proceso azaroso y que debe dar ventajas y beneficios a los hongos que producen esta sustancia. Lo más probable es que la psilocibina tenga algún efecto en los insectos que son útiles o amenazan a los hongos. No obstante, si es una especie de insecticida sus efectos son poco efectivos, ya que los hongos alucinógenos son atacados por plagas

1. Sheldrake, *Entangled Life*, cit., p. 118.
2. Los hongos pueden reproducirse sexual o asexualmente, a través de esporas o vegetativamente (con fragmentos). Los más numerosos, los ascomicetos, se reproducen por la unión de dos células o gametos, masculino y femenino, como en las plantas y animales. En determinado momento en la vida de las hifas, estas comienzan a crecer hacia otras hifas.

como moscas, caracoles y babosas entre otros, sin que estos depredadores sufran aparentes consecuencias. Tal vez por el contrario esta sustancia atrae insectos y los manipula de alguna manera para distribuir esporas o defender al hongo de otras amenazas. En el caso de los humanos es claro que nuestra relación con los hongos ha sido favorable para ambos. La psilocibina es una sustancia psicotrópica que no tiene efectos secundarios y no produce sobredosis (haría falta consumir cientos de hongos para ello), y los consumidores se encargan de distribuir esporas por el mundo, de cultivarlos y tratar de mejorar las especies mediante la selección de sus efectos. No existe tal cosa como la adicción a los hongos ni el usuario se vuelve tolerante, por lo que normalmente no es necesario aumentar la dosis requerida para obtener el mismo efecto, aunque mi amigo Wenhammar, dice que sí ha aumentado las dosis en muchas ocasiones.

Huellas en las piedras

Uno de los primeros usos humanos documentados de hongos neurotrópicos aparece en petroglifos paleolíticos localizados en Siberia en los que nuestros antepasados representaron a seres de apariencia humana con hongos en la cabeza. Se cree que los hongos en cuestión eran *Amanita muscaria*. En cuevas en el Sáhara, en Tassili, al sur de Argelia, se encontraron pinturas de hombres corriendo con hongos en la mano y el cuerpo cubierto de hongos, hechas entre el 9000 y el 6000 a. C. Asimismo, en ese paraje está la muy famosa representación de un hombre que podría haber sido un chamán, cubierto de hongos y con cara de abeja, plumas en la cabeza y un atuendo decorado con un patrón de rombos. Si bien esa imagen que ha circulado ampliamente parece una prueba incontestable de la relevancia de los hongos alucinógenos para el pueblo que hizo esas imágenes, la realidad es que, como señala el escritor y experto en religiones, ecología y psicodelia Andy Letcher, el dibujo de ese petroglifo es una interpretación del original (a partir de una foto, no de una observación directa) que hizo la primera esposa de Terence McKenna, Kat Harrison, quien enfatizó algunos elementos que en la piedra no son tan evidentes.[1] Obviamente todas estas imágenes del pasado remoto, al no estar acompañadas de otra evidencia, son cuestionables y sus interpretaciones pueden ser el resultado de querer ver algo específico (en este caso hongos) en dibujos crípticos.

El micólogo y antropólogo mexicano Gastón Guzmán (1932-2016), quien fue una de las más grandes autoridades en el género *Psilocybe*, propuso que se trataba de *Psilocybe mairei*. Posiblemente estas imágenes talladas por un pueblo desconocido son testimonios de una religión o de ritos místicos perdidos que utilizaban los hongos para entrar en contacto con lo divino. Existe un mural de arte rupestre pospaleolítico (de entre 3.500 y 8.000 años), quizá el más antiguo conocido, en Villar del Humo, en la provincia de Cuenca, en España, que está relacionado con el uso de los hongos *Psilocybe hispánica*. Se muestra una escena de caza de bisontes y venados en la que aparece una hilera de hongos. Guzmán concluyó que los hongos podían ser *Psilocybe* debido a que crecen en el estiércol de los animales que son cazados. En el noreste de Australia, las pinturas rupestres de Gwion Gwion, que datan de hace unos doce mil años, parecen reflejar ceremonias chamáni-

1. Letcher, *Shroom*, cit., p. 38.

cas en las que posiblemente se utilizaban hongos con psilocibina. En la cueva del Molinete –Pinwheel Cave–, en el que fuera territorio del pueblo chumash, en el sur de California, se encontraron pinturas rupestres abstractas y en el techo hay una pintura en pigmento rojo ocre del molinete que da nombre a la cueva y que puede ser una representación de la flor de la datura (*Datura wrightii*) que en las noches se desenrolla en forma de espiral.[1] Asimismo se encontraron una cincuentena de bolas de fibras y hojas de la datura (que es alucinógena porque contiene dos alcaloides psicotrópicos: escopolamina y atropina) masticadas, hace cuatrocientos años, y metidas en las grietas de las paredes y el techo de la cueva. La datura es un peligroso enteógeno que puede producir la muerte y que los chumash consideraban como un ser sagrado, que personificaban como una anciana llamada Momoy. Una variante de esta planta, el toloache, *Datura inoxia*, es conocida en México y desde tiempos prehispánicos se usaba con fines medicinales y rituales, aunque se le temía porque podía producir «locura». En la tradición popular se dice que algunas mujeres la usan para aturdir y «enamorar» a los hombres. Hay una historia digna de ser leyenda psicoactiva, que cuenta que la emperatriz Carlota –Charlotte de México (1840-1927), esposa de Maximiliano I de Habsburgo (1832-1867), quien fue el segundo emperador de México (desde 1864 hasta su ejecución)–, fue intoxicada sin su conocimiento con toloache. Es imposible determinar la causa de la pre-

1. Megan Gannon, «400 years ago, visitors to this painted cave took hallucinogens», *National Geographic*, 23 de noviembre de 2020. <https://www.nationalgeographic.com/science/article/400-years-ago-visitors-painted-cave-took-hallucinogens?rnd=16831201519 54&loggedin=true>.

sunta locura de Carlota, si se trató de esquizofrenia o de la presión al tratar de salvar el caótico imperio, o si fue víctima de espías y traidores o de agentes de Napoleón III que la envenenaron con una droga. Sin embargo, la historia del toloache que la enloqueció está grabada en la cultura popular mexicana. Yo mismo tengo el recuerdo de haber escuchado a mis tías decir que tal o cual conocida había atrapado a su hombre con toloache.

Al hablar de los rituales es importante explicar el término «chamán». La definición que da Mircea Eliade es la de un hombre que emplea técnicas arcaicas de éxtasis (usando este término en el sentido griego de «salir de uno mismo»). No se trata propiamente de un religioso, sino de alguien que cree que todo está conectado espiritualmente. Es una figura omnipresente (desde el Amazonas hasta Kamchatka y de Australia al Levante), mística, y probablemente es una de las profesiones más antiguas. Es un personaje al margen de las ortodoxias, en esencia individualista, singular en sus prácticas y entrenado para ayudar, curar, profetizar y ver mediante sueños, alucinaciones y visiones más allá de lo que nuestros ojos permiten. Para ello recurre a espíritus, a veces con la ayuda de sustancias psicotrópicas y con otras técnicas para alterar sus sentidos. De esa manera pide o exige, en el lenguaje de los espíritus, a las fuerzas sobrenaturales favores para quienes los requieren. Es una especie de intermediario entre la sociedad y las fuerzas superiores (como escribió Carl Jung), a las que pide buenas cosechas, buena cacería, curación de sus males o protección contra las plagas y otros desastres. Los hermanos Terence y Dennis McKenna lo describen como una especie de doctor del alma, alguien –hombre o mujer– que asume su cargo por herencia o elección espontánea, pero que debe pasar por un proceso iniciático antes de adquirir su estatus chamánico.[1] Su aprendizaje puede venir de otros chamanes o de los propios espíritus. Su historia personal contará siempre con elementos inexplicables y episodios que parecen sobrenaturales que le dan credibilidad entre el grupo. Es igualmente imaginado como un ser sobrehumano que como un caso lamentable de locura, charlatanería o fragilidad. La figura de Cristo es un ejemplo bastante convencional de chamán. Podemos imaginarlo como un estafador o como un ser semidivino, pero en cualquier caso es una constante en las sociedades antiguas de la humanidad y sigue existiendo al margen de la medicina y la ciencia. Es muy probable que los chamanes siberianos pasaran a América y ahí adaptaran sus ritos, plantas mágicas y costumbres al nuevo entorno, como comentaremos más adelante.

En algunos pueblos el chamán (se cree que la palabra viene de la lengua tungús y significa «saber») se reservaba el derecho del consumo del hongo para llevar a cabo sus labores de adivinación y curación. Los chamanes de diferentes pueblos siberianos empleaban los hongos para alcanzar «un estado de exaltación que les permitía hablar con los dioses». En algunas sociedades se invitaba al pueblo a comerlos, sobre todo a los hombres. Los efectos más habituales eran una especie de embriaguez inicial con hilaridad, deseos de bailar y cantar, seguida por un notable incremento de la fuerza física.

Los hongos *Amanita muscaria* se usaban en los países nórdicos europeos desde antes del medievo y aparecen representados en algunas pinturas religiosas, como un fresco en la capilla de Plaincourault en Francia, donde Adán y

1. Terence y Dennis McKenna, *The Invisible Landscape: Mind Hallucinogens and the I Ching*, Harper One, San Francisco, 1965.

54

Eva están a los lados de un árbol del Edén en forma de hongo en el cual está enroscada la serpiente ofreciendo la manzana, escribe Gastón Guzmán.[1] Este hongo llegó a América supuestamente transportado por los habitantes de la estepa siberiana cuando cruzaron el estrecho de Bering durante la glaciación. Como evidencia, Guzmán señala que los indígenas ojibwa que viven en la región de los grandes lagos entre Canadá y Estados Unidos aún consumen este hongo en sus ritos. Del otro lado del mundo el investigador y explorador Chris Ashton encontró en una remota isla desierta en la costa oeste de Sumatra monumentos de piedra tallada de un metro de altura con forma de hongos, y en la isla filipina de Luzón se practicaba un culto a la amanita, llamada ahí *ampacao*, la cual según Deveraux era preparada hirviendo seis hongos para producir una bebida alucinógena que se tomaba durante los ritos de paso.[2] Ahora bien, esto es especulativo.

Varias especies de hongos enteógenos han sido usadas desde el círculo polar hasta Oceanía. Estas sustancias son mucho más diversas y abundantes en el continente americano y su uso es más extendido. El padre de la etnobotánica, Richard Evans Schultes (1915-2001), consideraba en 1970 que de las ciento cincuenta especies alucinógenas conocidas entonces, ciento treinta eran nativas del hemisferio occidental y solo veinte del oriental, con México como el área más rica en diversidad de uso de alucinógenos del mundo. Al tratar de probar la casi inevitabilidad del uso de estas sustancias se ha llegado a cometer errores, asumien-

---

1. Gastón Guzmán, «Las relaciones de los hongos sagrados con el hombre a través del tiempo», en *Anales de antropología*, vol. 50, n. 1.
2. Paul Deveraux, citando a Christian Rätsch en *The Long Trip*, Arkana, Penguin Books, Nueva York, 1997, p. 96.

do paralelos y similitudes que a veces son dudosos y en ciertos casos inexistentes. Un ejemplo que se ha vuelto bastante conocido es el del pueblo kuma, que vive en el valle Wahgi, de las tierras altas occidentales de Nueva Guinea. En su libro acerca de la psicodelia en la prehistoria, Paul Deveraux señala que los kuma y los kiambi consumen un tipo de hongo llamado «nonda» (en tres variantes nonda, nonda mbolbe y nonda-mos), que se pensaba podía ser de los géneros Boletus, Heimiella y Russula, o como señala en 1960 la investigadora Marie Reay,[1] «no se ha identificado pero produce locura por hongos». De este consumo Roger Heim (1900-1979) y Robert Gordon Wasson (1898-1986) describieron que producía un estado de frenesí colectivo, en el que los hombres se vuelven violentos y las mujeres «lascivas».[2] No obstante, en 2011 esto fue desmentido y explicado como un caso de histeria colectiva, provocado por envenenamiento agudo con nicotina.[3] Andy Letcher en su libro Shroom, de 2006, tiene una perspectiva escéptica y describe el asunto como un rito de rebelión, como el carnaval de Mardi Gras, una válvula de escape social, y no como el efecto del consumo de un hongo. Para él, este caso pone en evidencia una tendencia a hacer encajar comportamientos inesperados en modelos aceptados.[4] Este ejemplo debe servir para cuestionar las explicaciones fáciles, especialmente cuando no se tienen pruebas irrefutables. Y esto es particularmente difícil cuando se trata de rituales

1. Marie Reay, «Mushroom Madness», en *New Guinea Highlands*.
2. Roger Heim y R. Gordon Wasson, «The "Mushroom Madness" of the Kuma», en *Botanical Museum Leaflets*.
3. Benjamin Thomas (2002) «"Mushroom Madness" in the Papua New Guinea Highlands», en *Journal of Psychoactive Drugs*, 2002.
4. Letcher, *Shroom*, cit., p. 29.

con hongos, ya que estos no dejan huellas en el registro arqueológico, debido a que para consumirlos no se empleaban herramientas especiales ni parafernalia específica.

Los primeros inmigrantes humanos llegaron al continente americano hace entre 50.000 y 14.000 años. En su travesía trajeron lenguajes tonales, el uso del arco y flecha, tipis cónicos recubiertos de piel, tiendas hechas con corteza de árbol, canoas de abedul, gafas de nieve con un corte linear y la práctica de arrancar el cuero cabelludo a sus enemigos, como apunta Weston La Barre.[1] Los chamanes de estos pueblos nómadas traían con ellos sus remedios e ingredientes para alcanzar estados alterados. En el nuevo mundo descubrieron muchas otras plantas y hongos para complementar su botiquín de fármacos y su alcance llegó hasta Groenlandia y la Tierra del Fuego. El uso del hongo amanita continuó en los pueblos que se establecieron en México y Centroamérica. Varias estatuillas y pinturas encontradas en Pátzcuaro, Michoacán y en sitios relacionados con la cultura capacha, en Jalisco, representan humanos en estado extático frente al hongo. Sin embargo, la amanita era escasa, indigesta y riesgosa, por lo que muchos pueblos preferían las especies que tienen psilocibina, que en general son potentes, más abundantes e inofensivas. Los hongos de psilocibina se conocen en China desde el tiempo de la dinastía Chin (265-450 d. C.), de acuerdo con Letcher, y en Europa desde el siglo XV, pero aparentemente no despertaron mucho interés, como tantas otras plantas con efectos psicotrópicos que han sido ignoradas por la gente.

Wenhammar me cuenta de sus experiencias con amanita: «De tres viajes con cinco hongos secos, dos fueron

1. Citado por Paul Deveraux, *The Long Trip*, cit., p. 108.

buenos y uno malo –el único que ha tenido con amanitas este conocedor experto de los psicotrópicos– con vómito y diarrea, como sucede a veces». Todos esos viajes fueron muy fuertes, con muchas alucinaciones que comienzan de golpe y terminan igual, con mucha potencia. Él no sintió con este tipo de hongo la generosidad y calidez del hongo de psilocibina y ahí se despidió de las amanitas. Curiosamente, cuando esto se escribe, los hongos de psilocibina están prohibidos en muchas partes del mundo mientras las amanitas son legales o toleradas.

2. LA AMÉRICA ALUCINANTE

Dioses, frailes y conquistadores

Los hongos psicodélicos han estado relacionados con el desarrollo cultural de gran parte de los pueblos del planeta. Sin embargo, la Europa cristiana parece haber desaprendido este legado, de manera que cuando los exploradores y conquistadores llegaron a América y descubrieron que se usaban enteógenos en diversos rituales se sorprendieron y escandalizaron. La explicación obvia que dieron a esas prácticas, desde su cultura casi medieval, fue que los hongos, cactus, flores, semillas y demás debían tener origen satánico.

Muchos tuvimos una auténtica revelación al ver la famosa estatua de Xochipilli, dios mexica del amor, los juegos, la música y la belleza, el príncipe de las flores y las plantas en el Museo de Antropología, de la Ciudad de México, el cual lleva grabadas imágenes en el cuerpo de toda clase de plantas psicoactivas y enteogénicas (hojas de tabaco, sombreros de hongos *Psilocybe* cortados transversalmente, datura, xtabentún u ololiuhqui –*Turbina corymbosa*, que contiene la amida del ácido lisérgico– y el botón de siniquiche). En esta estatua del posclásico tardío (1200-1521) encontrada en Tlalmanalco, cerca del volcán Popocatépetl, a mediados del siglo XIX, el dios está sentado con las piernas cruzadas y lleva una máscara que oculta en parte su estado extático. También se le llamaba Pilzintli y Teopiltzion, que significa «Niño Dios», y es el patrón de la «gentecita» o «niños santos», nombres que se daban a los hongos alucinógenos.[1] En las clases de historia prehispánica de la primaria y la secundaria se presentaba a los nahuas como un pueblo guerrero, con una gran cultura, que creó un enorme imperio en un período muy breve (de 1428 a 1521), y que aparte de su poderío militar destacaba por la poesía, la arquitectura, la cerámica y el trabajo de los metales preciosos entre otras cosas. Se nos habló muy poco de su propensión al canibalismo, su feroz belicosidad inútil, y mucho menos de su afición por los psicotrópicos. De tal manera que al descubrirlo muchos tuvimos una experiencia casi mística. Xochipilli era una prueba inocultable de ese otro mundo prehispánico que había sido sepultado por los curas y la gazmoñería cristiana y colonialista. El príncipe de las flores era en realidad el dios al que queríamos encomendarnos, un dios que no pedía fe ciega sino que ofrecía revelaciones implacables y transformativas, así como momentos fabulosos de hilaridad y de autodescubrimiento a cambio de ingerir sustancias naturales.

En la actualidad, se conocen entre 150 y 210 especies de hongos alucinógenos distribuidos en todos los continentes salvo la Antártida, divididos en dos grupos principales. Por un lado, tenemos al grupo de las *Amanita muscaria*, conocida también como matamoscas o falsa oronja, el hongo de pileo o sombrero rojo con puntos blancos de los cuentos de hadas y gnomos. Las amanita están relacionadas con

1. Manuel Aguilar, «Etnomedicina en Mesoamérica», en *Arqueología Mexicana*, pp. 26-31. <https://arqueologiamexicana.mx/mexico-antiguo/etnomedicina-en-mesoamerica>.

algunas de las especies fúngicas más venenosas y mortales como la *Amanita virosa* y *Amanita phalloides*. El principio psicoactivo de este hongo produce efectos psicotrópicos pero además puede causar malestares gastrointestinales y espasmos musculares entre otras molestias. El otro grupo son los hongos del género *Psilocybe*, que contienen psilocibina, de los cuales hay alrededor de 189 especies diferentes, de acuerdo con Andy Letcher[1] o bien entre 277 y 300 según el micólogo Gastón Guzmán. En México se pueden encontrar más de setenta especies de este tipo de hongos con propiedades psicotrópicas. Estas cifras son un tanto cuestionables, cada experto tiene las suyas, hay muchos errores de clasificación, y, así como aparecen nuevas especies constantemente, otras han quedado extintas en las últimas décadas. Los dos hongos más populares de este género son los *Psilocybe semilanceata*, que son saprofíticos (que dependen de otros organismos) y crecen usualmente en ciertas raíces muertas, y los *Psilocybe cubensis*, que son coprofílicos y crecen en las heces de bovinos o en terrenos abonados; esta es la especie más fácil de cultivar. De acuerdo con Letcher, el *semilanceata* es más potente que el *cubensis*, aunque las concentraciones de psilocibina y psilocina varían enormemente de acuerdo con numerosos factores. Los efectos comienzan entre quince minutos y una hora después de ingerirlos y pueden durar hasta doce horas. Estos hongos pueden comerse frescos, secos, en miel, en leche condensada, en omelet, en infusión y cocinados casi de cualquier manera sin que pierdan su potencia. Los efectos pueden ir desde una intensificación de las percepciones de colores y sensaciones, vértigo e hilaridad hasta la total inmersión en universos extraños: la pérdida del control del cuerpo, la visión de patrones de formas

1. Letcher, *Shroom*, cit., p. 13.

geométricas o incluso la posibilidad de hablar y escuchar a seres que no pueden estar físicamente ahí y sin embargo parecen reales, coherentes e impredecibles.

Se cree que los pueblos de América emplearon sustancias psicoactivas, a menudo acompañadas de bebidas embriagantes, desde el período de los olmecas, de 1200 a 400 a. C. Sin embargo, la información que se tiene de ese pueblo es muy limitada, por tanto lo que se sabe de su uso de psicoactivos es pobre. Después de los olmecas, los hongos fueron empleados por los mayas, zapotecas y nahuas, entre otros, y esta práctica tan solo cesó y pasó a ser una actividad clandestina con la llegada y consiguiente persecución de los conquistadores españoles.

El fraile dominico e historiador Diego Durán (1537-1588), quien llegó a la Nueva España de su Sevilla natal cuando tenía cinco años y creció ahí, hablaba náhuatl y se dedicó a estudiar la cultura de los locales. Se unió a la Orden de Santo Domingo y en 1559 fue nombrado presbítero. A partir de 1570 comenzó a escribir obras como el *Libro de los ritos* (1574), *El calendario antiguo* (1579) e *Historias de las Indias de Nueva España e islas de Tierra Firme* (1581), el ambicioso recuento de cómo los mexicas dejaron Aztlán en un largo exilio hasta encontrar el lugar donde fundaron su imperio en Tenochtitlán y como este se colapsó con la invasión europea y la muerte del emperador Cuauhtémoc. En estos textos se dedicó a reportar, a partir de testimonios orales, códices y otras fuentes, una gran cantidad de elementos de la cultura indígena que estaban en riesgo de desaparecer con la conquista. Creía que para lograr una conversión de los infieles era necesario conocer sus tradiciones y religión. Junto con otros frailes creó un importante legado de información sobre las costumbres, creencias y tradiciones de los pueblos originales. Escribió sobre la importancia del uso de los hongos *teonanácatl* (alimento de los dioses) entre los aztecas, un ejemplo es este párrafo donde comenta la coronación, en torno a 1486, del emperador Ahuitzotl (quien murió en 1502):

> Jamás hace memoria de que bebiesen vino de ningún género para embriagarse, sino solo los hongos monteses, que los comían crudos, con los cuales [...] se alegraban y regocijaban y salían algo de su sentido, y del vino nunca hace memoria [...] solo hace memoria de la abundancia de cacao que se bebía en estas solemnidades.[1]

Fray Toribio de Benavente (1482-1569), el misionero franciscano conocido como «Motolinía» (nombre que adoptó al saber que los indios se referían a él de esa manera porque lo veían pobre y afligido), fue historiador de la Nueva España y dejó una obra amplia que se considera una fuente fundamental para el estudio antropológico, principalmente su libro *Historia de los indios de la Nueva España*. Para él, los que ingerían esos hongos se volvían más crueles y mostraban su fervor demoniaco. Escribió:

> Con aquel negro manjar su cruel dios los comulgaba [...] Los [hongos] de esta tierra son de tal calidad, que comidos crudos y por ser amargos, beben tras ellos o comen con ellos un poco de miel de abejas y de allí a poco rato veían mil visiones y en especial culebras y como salían de todo sentido, parecíanles que las piernas y el cuerpo tenían llenos de gusanos que los comían vivos y así medio rabiando se salían fuera de casa deseando que

---

1. Citado en Palma Ramírez Gilberto, *et al.*, *Revisión histórica de los hongos psilocibios*, en *Educación y Salud*.

alguno los matase; y con esta bestial embriaguez y trabajo que sentían, acontecía alguna vez ahorcarse y también eran contra los otros más crueles.[1]

Fray Bernardino de Sahagún (1499-1590) que llegó a América en 1529 fue quien escribió con mayor detalle sobre los usos, ritos, propiedades, efectos y prácticas de los nativos que involucraban hongos psicotrópicos en varias partes de su obra *Historia general de las cosas de la Nueva España* (dividido en tres libros escritos entre 1540 y 1565, pero publicados en 1829). Sahagún menciona los hongos en los Libros IX, X y XI. En la primera mención se refiere al contexto social del evento y los hongos aparecen como un producto «embriagante». No hay aquí comentario de los efectos místicos de la psilocibina:

> La primera cosa que se comía en el convite era unos honguillos negros que los llaman «nanacatl» que emborrachan y hacen ver visiones y aún provocan a lujuria. Esto comían antes de amanecer y también bebían cacao. Aquellos honguillos los comían con miel y cuando ya se comenzaban a calentar con ellos, comenzaban a bailar y algunos cantaban y algunos lloraban, porque ya estaban borrachos con los honguillos.[2]

En el Libro IX, capítulo 8, describe las transiciones de estados de ánimo después de ingerir los hongos en miel. Aquí se enfatiza la naturaleza del efecto individual, que

---

1. Citado en Teófilo Herrera, «De los que saben de hongos», en *Revista de cultura científica*.
2. Fray Bernardino Sahagún, *Historia de las cosas de Nueva España*, Porrúa, México, 1935.

después de una fase de euforia lleva a otra de introspección, con posibles alucinaciones. Los hongos les producen efectos físicos visibles, desde torpeza hasta malestar. No había entonces un ambiente de fiesta y alegría como al inicio y la experiencia termina con los participantes compartiendo lo que vieron y sintieron:

> Y algunos que no querían cantar sentábanse en sus aposentos y estábanse allí como pensativos y algunos veían en visión que se morían y lloraban, otros veían que los comía alguna fiera, otros veían que cautivaban en guerra, otros veían que habían de ser ricos, otros que habían de tener muchos esclavos, otros que habían de adulterar y les habían de hacer tortilla la cabeza, otros que habían de hurtar algo, por lo cual les habían de matar y otras muchas visiones que veían. Después que había pasado la borrachera de los honguillos, hablaban unos con otros a cerca de las visiones que habían tenido.

En el Libro X, capítulo 29, punto 34, menciona que los chichimecas:

> También tenían gran conocimiento de las hierbas y raíces y conocían sus calidades y virtudes: ellos descubrieron y usaron primero la raíz que llaman «peyotl» y los que la comían y tomaban, la tomaban en lugar de vino y lo mismo hacían con lo que llaman «nanacatl», que son los hongos malos que emborrachan también como el vino; y se juntaban en un llano después de lo haber bebido y comido, donde bailaban y cantaban de noche y de día a su placer, y esto el primer día, porque al día siguiente lloraban todos mucho y decían que se limpiaban y lavaban los ojos y caras con sus lágrimas.

En el Libro XI, que está dedicado a las plantas, animales, piedras, metales y colores escribe:

> Hay unos honguillos en esta tierra que se llaman «teonanácatl», que se crían debajo del heno en los campos o páramos; son redondos y tienen el pie altillo y delgado y redondo. Comidos son de mal sabor, dañan la garganta y emborrachan. Son medicinales contra las calenturas y la gota; hanse de comer dos o tres, no más y los que los comen ven visiones y sienten bascas (palpitaciones) en el corazón. A los que comen muchos de ellos provocan la lujuria, y aunque sean pocos.

El micólogo mexicano Teófilo Herrera Suárez (1924-2020) escribe que una serie de esculturas de entre 25 a 35 centímetros de altura conocidas como los «hongos de piedra» mayas (originarios de Guatemala, El Salvador y Chiapas), que datan de entre el año 1000 a. C. hasta el 90 d. C. (algunos piensan que se siguieron haciendo hasta el tiempo en que llegaron los españoles), son los testimonios más antiguos de la etnomicología (el campo que estudia el uso histórico de los hongos) prehispánica. El significado de estas curiosas esculturas es aún motivo de debate, ya que hay quienes piensan que eran moldes de alfarería o se usaban para hacer pelotas de hule, como apuntó el etnomicólogo Bernard Lowy (1916-1992).[1] No obstante, la mayoría considera que eran «objetos sagrados o parafernalia mágica para uso ritual, especialmente en ceremonias religiosas».[2]

---

1. Bernard Lowy, «Ethnomycological Inferences from Mushroom Stones, Maya Codices, and Tzutuhil Legend», en *Revista Interamericana*, 1980.
2. Herrera, «De los que saben de hongos», cit.

Podría tratarse de hongos del género *Psilocybe* o bien incluso *Amanita muscaria*; otros piensan que no eran representaciones de hongos alucinógenos, lo cual parece poco probable. También hay imágenes de hongos en varios códices tanto prehispánicos (documentos con imágenes y pictogramas hechos por tlacuilos anónimos elaborados sobre papel de amate, piel de venado, tela de algodón o papel de maguey) como coloniales. La mayoría de los códices prehispánicos fueron destruidos por los conquistadores debido a que los veían como obras satánicas. Tan solo se salvaron alrededor de veinte que, con la excepción de dos, fueron enviados como regalos al rey de España.

Herrera menciona que en el Códice Borbónico, hay símbolos fungoides en relación con Tláloc, dios del agua y de la lluvia, quien propicia el desarrollo de los hongos, así como en relación con hechiceros, lo cual sugiere el uso de los alucinógenos en ceremonias religiosas o en ritos mágicos. En su trabajo *Los hongos de los códices mexicanos*, el profesor de la Universidad de Alcalá de Henares, Carlos Illana-Esteban elabora una síntesis de las menciones de los hongos en varios códices.[1] En el Códice Vindobonensis, un documento mixteco del siglo XIV que en 1519 fue enviado por Hernán Cortés al rey Carlos I y que después pasó por varias manos hasta terminar en la Biblioteca Imperial de Viena, en su página 24, aparece una variedad de personajes (una mujer con una máscara, el señor oscuro Piltzintecuhtli y siete dioses y diosas) con setas en las manos o la cabeza (que el arqueólogo mexicano Alfonso Caso identificó como objetos en forma de T), quienes están con

1. Carlos Illana-Esteban, «Los hongos de los códices mexicanos», en *Yesca*, pp. 29-36. <https://ebuah.uah.es/dspace/handle/10017/19770>.

el dios Quetzalcóatl. Lowy comenta que «los dioses están en trance, flotando o cayendo a través del espacio, ¡en hongos!».[1] En el Códice Florentino, el cual fue recopilado por Fray Bernardino de Sahagún y enviado a la Biblioteca Medicea-Laurenziana de Florencia (de ahí su nombre), hay un dibujo de un ave con brazos y piernas (hombre pájaro o demonio alado con pico), parada sobre un grupo de cinco hongos, a los que se refiere en la traducción en latín del texto como nanacátl y teonanacátl. En el Códice Magliabecchiano, elaborado por un misionero a mediados del siglo XVI y recogido por Marco Magliabecchi en su biblioteca, la cual pasó a formar parte de la Biblioteca Nazionale Centrale de Florencia, puede observarse a un individuo sentado frente a un grupo de tres hongos alucinógenos y, detrás de él, el dios de los inframundos Mictlantecuhtli.

En el caso de la cultura maya se cree que tan solo sobrevivieron cuatro códices a la campaña de destrucción emprendida por Fray Diego de Landa en 1562 en Yucatán. Entre los sobrevivientes hay dos que incluyen imágenes de hongos, el Tro-Cortesiano, también llamado Códice de Madrid, que en algún momento fue dividido en dos partes: el fragmento Troano (que fue adquirido por Juan Tro y Ortolano, un descendiente de Cortés) y el Cortesiano. El otro es el Códice Dresdensis, que se cree que también fue enviado por Cortés al rey y terminó siendo adquirido por un bibliotecario de la Königlichen Bibliothek de Dresde. En ambos aparece alguien (en el segundo es un híbrido animal-humano) sujetando un extraño báculo que en un lado tiene una forma redonda con «escamas» blancas que hicieron pensar al profesor de botánica Bernard Lowy en su estudio «Mushroom Symbolism in Maya Co-

1. Lowy, «Ethnomycological Inferences», cit.

dices» (1972) que podía tratarse de una amanita. Herrera apunta que ya en el siglo XIX, en la edición de 1840 del Códice Yanhuitlán, a cargo de Wigberto Jiménez Moreno y Salvador Mateos Higuera, se comenta que los indios «habían tomado nanacates para invocar al demonio como lo hacían los antepasados, que es público y notorio que siempre cuando no llueve o cuando se cogen los maíces, llaman al diablo y que cuando cogen los maíces hacen sus borracheras».[1]

Estas no son las únicas representaciones que sobrevivieron a siglos de persecución y destrucción. Hay también frescos encontrados en la zona arqueológica de Teotihuacán de Tepantitla, Teopancalco y Sacuala.[2] En estos hay símbolos y figuras de hongos relacionados con Tláloc y con ceremonias y ritos religiosos, algunos de los cuales evocan las imágenes paradisíacas de los placeres en el Tlalocan o paraíso de Tláloc, como apunta Herrera.

Otros comentaristas de la época mencionan que había expertos que se dedicaban a recolectar los hongos y que tenían la responsabilidad de encontrar los de mayor calidad. El médico de la Nueva España, enviado por Felipe II para estudiar la medicina azteca, Francisco Hernández (ca. 1514-1587), que fue autor de la obra *Historia natural de la Nueva España*, escribió que los hongos «eran adquiridos a gran precio y con sumo cuidado para sus fiestas y banquetes».[3] Así él dividió los hongos en tres clases: unos que provocan risa, otros que causan visiones de demonios y guerras, y unos más que se usan para fiestas.

---

1. Herrera, «De los que saben de hongos», cit.
2. *Ibid.*
3. Francisco Hernández, *Historia Natural de Nueva España*, en *Obras Completas*, t. 1, UNAM, México, 1959, p. 395.

Los hongos solían comerse frescos o secos, con miel o chocolate, a veces se molían en un metate, en ocasiones se hacían acompañar de pulque (el aguamiel de agave fermentado) o aguardiente. Antes de la conquista los nobles los comían en una preparación que llevaba chocolate mezclado con maíz y unas flores llamadas poyomatli (*Quararibea funebris*).[1] Como mencionamos, a la llegada de los españoles el uso medicinal y ritual de los hongos quedó prohibido debido a su obsesión micofóbica durante el virreinato y que continuó en el México independiente. No cabe duda que los frailes y autoridades vieron con terror que los indígenas consumían sustancias que les permitían establecer un tipo de comunión con sus dioses. La religión que traían los conquistadores proponía alimentarse del cuerpo y la carne del redentor. Para esto hacía falta entender y creer en el concepto de «transubstanciación» (la conversión de toda sustancia del pan y del vino en la sustancia del cuerpo y la sangre de Cristo). Esto requiere de la fe, en cambio al comer los teonanácatl se tenía la inconfundible experiencia mística. Motolinía tradujo el término «teonanácatl» como «carne de dios», sin embargo, Thelma Sullivan (1918-1981), la paleógrafa, lingüista y traductora estadounidense que es considerada una de las principales autoridades en el lenguaje náhuatl, demostró que el «teo» significa divino o maravilloso, pero no se refiere a dios: «Este adjetivo, "teo", no puede interpretarse como el genitivo —ya sea objetivo o subjetivo— de "dios"».[2] El uso de este término por los frailes es explicable porque lo vieron como el equivalente a la hostia de la eucaristía, como la

1. Robert Gordon Wasson, *The Wondrous Mushroom*, McGraw-Hill, Nueva York, Saint Louis, 1980, p. 32
2. *Ibid.*, p. 44.

transubstanciación de la carne de Cristo. Este tipo de competencia entre aceptar el milagro por simple fe y vivirlo debió causarles terror a los frailes. Wasson tenía la certeza de que el rechazo de los hongos era muy profundo entre los conquistadores, por lo que escribió:

> En primera instancia, el clero católico fue responsable de minimizar y tergiversar este elemento principal en los complejos patrones de la vida mesoamericana. Pero creo que los hongos fueron ignorados por una razón adicional: la tradición micofóbica profundamente arraigada en los representantes de la cultura de Europa occidental que estudiaron u observaron la cultura náhuatl, una micofobia latente, un rechazo subliminal, que se extiende por gran parte de la civilización occidental y que data de un tiempo en la prehistoria cuando el culto de una variedad de especies de hongos enteogénicos fue reemplazado por otros focos religiosos y, en última instancia, por la religión cristiana.[1]

Para el Santo Oficio de la Inquisición de la Nueva España, el consumo de cualquier planta embriagante (ololiuhqui, peyote –*Lophophora williamsii*–, hoja de la pastora –*Salvia divinorum*– y teonanácatl –nanacates–, principalmente) fue considerado como una herejía, por lo que a partir de 1620 comenzaron a perseguirse esas prácticas, llegando al extremo de aplicar torturas a los chamanes y a los consumidores para descifrar sus secretos y sus pactos diabólicos. El consumo de enteógenos se volvió entonces un verdadero secreto, una práctica de la que no se hablaba y que fue quedando en el olvido, con otros mitos, fantasías

1. Wasson, *The Wondrous Mushroom*, cit., p. 44.

71

y curiosidades extrañas del pasado indígena. Sin embargo, había chamanes, en diferentes rincones remotos y no tanto, que siguieron practicando sus artes, con gran cuidado de no ser descubiertos. En buena medida la iglesia fue renunciando a esta persecución, resignada a la idea de que se trataba de algo muy marginal y excéntrico que probablemente no afectaba a la fe del pueblo. A partir de 1726 estos rituales y prácticas desaparecieron de la vida pública, por casi tres siglos.

Chamanes, brujos y científicos

Pero volvamos a la prehistoria, cuando el pueblo chukchi utilizaba la amanita, como atestiguan los petroglifos a lo largo del río Pegtymel, en Siberia, que datan de la Edad de Bronce y representan renos, hongos, hongos humanos e incluso hongos brotando de la cabeza de mujeres y en menor cantidad hombres, lo cual Wasson interpretó como «posesiones por hongo».[1] Varios antropólogos rusos han trabajado en esa región desde 1967 y han encontrado más de doscientos sitios con obras semejantes. Hoy día, aún se practica el pastoreo de renos en esas tierras siberianas.

Por lo menos desde mediados del siglo XVII hay testimonios de exploradores, soldados, viajeros y científicos que cuentan que el hongo *Amanita muscaria* era usado por numerosos pueblos en ritos chamánicos, desde el mar Báltico hasta Siberia. Asimismo, se han encontrado en Escandinavia objetos con motivos que evocan a estos hongos. No olvidemos que los berserkers, guerreros vikingos, peleaban

1. Jerry B. y Julie M. Brown, *The Psychedelic Gospels*, Park Press, Rochester (Vermont) y Toronto, 2016, p. 27.

con fuerza y ferocidad sobrehumanas bajo el efecto de un trance psicótico. Para ello, antes de las batallas, empleaban una sustancia que alteraba su percepción, los fortalecía, erradicaba el miedo y los volvía más brutales. Algunos han especulado que se trataba de un compuesto con amanitas. No obstante, no existen evidencias claras del uso ritual de enteógenos ahí ni en Europa occidental.

Philip Johan von Strahlenberg, un coronel sueco, publicó en 1736 un recuento del comportamiento de la población koryak de Kamchatka, en la región de Siberia, y su uso de la amanita como intoxicante. Los hongos eran usualmente secados al sol y consumidos en dosis de tres, aunque también elaboraban una sopa y un licor con ellos. La descripción de los efectos y la búsqueda de la gente para tener esas experiencias hace pensar que, aparte de un uso ritual, definitivamente había un uso recreativo del hongo. Von Strahlenberg peleó en la gran guerra del norte entre Suecia y Rusia (1700-1721), fue capturado y estuvo cautivo por doce años. Durante ese tiempo de reclusión, pudo observar que los individuos más pudientes en el pueblo ingerían la sustancia hecha con los hongos (los cuales eran escasos) y los pobres aprovechaban cuando los primeros salían a orinar para recoger el líquido y beberlo, ya que las cualidades de los hongos se preservaban en los orines; es decir, que la sustancia activa de la amanita, que consiste en dos compuestos psicoactivos –el ácido iboténico, que es un isoxazol, y el alcaloide muscimol, que es un ácido hidroxámico cíclico insaturado–, puede pasar por los riñones sin filtrarse y mantenerse esencialmente sin alteraciones.[1] Strahlenberg observó que «el potencial de la orina para conservar el efecto de

1. Paul Devereaux, *The Long Trip*, cit., p. 68.

los hongos se mantenía hasta por cinco ciclos, pasando de un individuo a otro».[1] Además, una vez orinada, la sustancia no producía en el que la bebía náuseas ni vómito como a veces sucedía al comer el hongo. Así, el consumidor del hongo podía prolongar el efecto o bien compartirlo. Años después, en 1797, el explorador polaco Joseph Kopék escribió recuentos de primera mano del uso de la amanita. Mientras vivía en Siberia se enfermó de gravedad y le ofrecieron un hongo que podría curarlo, y que le produjo sueños vívidos y enfebrecidos: vio jardines maravillosos y bellas jóvenes que lo alimentaban con deliciosas frutas y flores. Al salir del viaje tomó otra dosis más fuerte, con la que revivió su infancia y se reencontró con amigos perdidos.[2]

Richard Miller escribe que esta anécdota de gente pobre bebiendo los orines de otros más afortunados fue motivo de escándalo y ridículo en Europa, además de verse confirmada por otros viajeros y testigos.[3] Aparentemente el descubrimiento del poder de los orines se dio al observar a los renos, que son sensibles a los efectos de la amanita: al comer los hongos se muestran desorientados y se tambalean. Estos animales, cuya dieta común es el liquen, beben sus propios orines, así como los de los humanos, sobre todo cuando estos han ingerido hongos. Así, es fácil imagi-

1. Richard J. Miller, «Religion as a Product of Psychotropic Drug Use», en *The Atlantic*, 27 de diciembre de 2013. <https://www.theatlantic.com/health/archive/2013/12/religion-as-a-product-of-psychotropic-drug-use/282484/>.
2. Mike Jay, «Fungi, Folklore, and Fairyland», *The Public Domain Review*. <https://publicdomainreview.org/essay/fungi-folklore-and-fairyland/>.
3. Richard J. Miller, *Drugged*, Oxford University Press, Nueva York, 2014, p. 42.

nar que los pastores imitaron a los renos después de verlos comportarse de manera extraña tras la ingesta de hongos, y que naciera de esta forma la relación entre el hombre y la amanita. Probablemente se deba a eso que el reno se considerara un animal con un gran espíritu y quedara asociado a ciertos rituales y prácticas chamánicas, en los que incluso se usaban su piel y cornamenta. El uso ritual de los hongos psicoactivos siguió vigente entre los lapones o saami hasta el siglo XX. Es curioso que en varias culturas asiáticas se creyera que la amanita nacía de los rayos, ya que entre los mayas, nahuas y otros pueblos prehispánicos se decía que los hongos alucinógenos nacían donde caía un relámpago, probablemente debido a que se trataba de organismos que no necesitaban semillas para germinar. En el idioma quiché se refieren al hongo como el «rayo de una pierna».[1]

Paul Deveraux señala que el origen de las palabras que significan éxtasis, intoxicación y embriaguez pueden remontarse a palabras que significan hongo o amanita. Uno de los efectos de la amanita es que la escala de las cosas se ve desproporcionada. Mordecai Cubitt Cooke escribió sobre eso y aparentemente Lewis Carroll quedó tan impresionado al leerlo que lo aprovechó para una de las escenas de *Alicia en el país de las maravillas* cuando la heroína sufre los cambios de tamaño y el caos de percepción de proporciones. El hongo amanita se ha vinculado con los gnomos, elfos, duendes y hadas en el folclore, particularmente a partir de la era victoriana en que los efectos de los hongos alucinógenos comenzaban a conocerse y a volverse una especie de leyenda. Los paralelos de estos mundos de fantasía con los efectos de los hongos psicodélicos son obvios. El artista bel-

1. Palma Ramírez Gilberto, *et al.*, «Revisión histórica de los hongos psilocibios», cit.

ga del cómic Peyo (Pierre Culliford, 1928-1992) creó a los Schtroumpfs o pitufos como unos extraños duendes azules que viven en hongos con evidente forma de amanita y usan el gorro frigio, que evoca al sombrero del hongo psilocibio.

Algunos antropólogos, como Rogan Taylor, ven una conexión entre la imagen del chamán y la versión contemporánea de Santa Claus, manufacturada en parte por el autor del poema «La noche antes de navidad», Clement Clarke Moore, como un hombre gordo vestido de rojo con detalles blancos, como la cabeza de la amanita, que viaja en un trineo tirado por renos y entra por la chimenea de las tiendas. Según Jerry y Julie Brown, los paralelos entre Santa Claus y los chamanes siberianos, que aún emplean vestimentas rituales rojas con detalles blancos, son muchos: los chamanes cuelgan hongos de las ramas de los pinos (como las decoraciones navideñas) para secarlos, recogen sus hongos en sacos y luego los reparten como regalos entre los miembros del clan que visitan.[1] La imagen de San Nicolás, el obispo ruso que se dio a conocer por su generosidad y caridad hacia los niños y las mujeres, es combinada con la imagen del chamán siberiano anterior al cristianismo. Santa Claus es reimaginado como un elfo viejo, al que ayudan duendes; un chamán colorido que aparece el día del nacimiento de Jesús, ese otro chamán.

Hongos en Europa

El debate en torno al uso de hongos alucinógenos en la Europa occidental antigua es en particular intenso. Hay quienes aseguran que los druidas en diversas partes del

1. Brown, *The Psychedelic Gospels*, cit., p. 28.

continente empleaban hongos en sus rituales, lo cual es posible, pero no existen pruebas físicas y tangibles. Otras apariciones dudosas en la historia europea de las sustancias alucinógenas tienen que ver con las mujeres acusadas de brujería, que supuestamente se aplicaban ungüentos que les permitían tener visiones, poderes sobrehumanos e incluso volar. Estas pomadas demoniacas se han imaginado, de nuevo sin que existan evidencias, como compuestos que contenían algún tipo de hongos.

Aparentemente el uso más común de hongos con efectos psicoactivos y venenosos en Europa entre el medievo y el siglo XIX se limita a su consumo accidental. Además, en los tratados científicos se previene en contra de ceder a la tentación de comer hongos, ya que los efectos físicos pueden ser graves (diarrea, vómito, disentería), mortales o enloquecedores (afectando el sistema nervioso). Letcher enumera algunos casos documentados de envenenamientos que obviamente se debieron a hongos alucinógenos, en los que las víctimas sufrían ataques de hilaridad, vértigo, estupor, pánico y la certeza de que morirían. Los efectos remitían después de algunas horas. Está claro que estas eran las sensaciones de unos consumidores que no imaginaban que su intoxicación fuese un viaje alucinógeno. De esta forma se ha cimentado la noción de que con la llegada del cristianismo el conocimiento psicodélico fue desapareciendo en Europa, a lo que se añadiría más adelante la persecución en las colonias europeas del consumo de cualquier tipo de sustancia enteógena. No obstante, ese conocimiento prohibido sobrevivió codificado en el arte y la arquitectura, disfrazado en las tradiciones, en la sabiduría popular, en las prácticas de los curanderos y en las costumbres rurales. Más tarde, el redescubrimiento de las sustancias que alteran y expanden la mente reaparece en la literatura y el arte, con Baudelaire, Rimbaud, de Quincey y Artaud, entre otros que experimentaron con el opio, el hachís y otras sustancias.

El misterio de los misterios eleusinos

Una hipótesis muy transgresora acerca del uso de sustancias psicotrópicas es la que lanzó Wasson, con la asistencia técnica del químico Albert Hofmann (1906-2008) y el helenista Carl A. P. Ruck (1935), en el libro *El camino a Eleusis: Una solución al enigma de los misterios*, quienes concluyeron que la sustancia que se daba a beber, *kykeon*, a los asistentes al festival anual de los misterios eleusinos en la antigua Grecia contenía alguna potente y secreta droga alucinógena, probablemente un derivado del ergot, con características similares al ácido lisérgico. Llegaron a esta idea en parte por la disponibilidad de esos hongos en ese lugar y la hipótesis de que con la tecnología y conocimiento de la época se hubiera podido aislar una sustancia alucinógena de ese hongo. Las demás pruebas son literarias (el «Himno a Deméter» menciona que la bebida se hacía de centeno, agua y menta), evocaciones vagas, ya que no existe ninguna evidencia contundente. El festival que se llevaba a cabo en el templo de la diosa Deméter (de las cosechas y los granos) en Eleusis, localizado a veintidós kilómetros de Atenas, perduró durante casi dos milenios, de 1500 a. C. hasta 329 d. C., cuando el cristianismo se vuelve dominante y todas las prácticas anteriores son abandonadas y los cultos eliminados. Los misterios se convirtieron en uno de los ritos fundamentales para la cultura griega y latina. En ellos podía participar cualquiera, incluidas mujeres, esclavos y nobles, pero existía una ley que amenazaba de muerte a cualquiera que divulgara lo visto, oído o sentido en esos rituales. Para Wasson y Hofmann estos misterios eran en realidad ceremonias chamánicas comunales donde se ingería una sustancia psicotrópica. Gran parte de los académicos y helenistas no solo rechazan la teoría sino que la consideran una difamación. La pareja de académicos Jerry y Julie Brown trató de construir una historia de los «evangelios psicodélicos». Viajaron a Eleusis en busca de pistas para probar las ideas de Wasson, que pasaban, todas ellas, por el filtro de los alucinógenos, basándose en particular en su interpretación del soma, algo a lo que volveremos más adelante.[1] El matrimonio Brown se encontró con una actitud de desprecio por parte de las autoridades del ahora Museo de Eleusis, que simplemente negaron todo, incluso conocer las teorías de Wasson.

La gran herejía fúngica

El filólogo John Marco Allegro (1923-1988), uno de los expertos y traductores de los manuscritos del mar Muerto (y el único en ese equipo que no era creyente), lanzó en 1970 la provocadora teoría de que el cristianismo primitivo era un culto a la fertilidad basado en la ingesta de hongos alucinógenos y que Jesús era simplemente una metáfora del hongo sagrado. Mientras Wasson afirmaba que el uso de enteógenos en la religión había cesado alrededor del año 1000 a. C., Allegro consideraba que había perdurado hasta el medievo por lo menos. Y su principal evidencia era el fresco mencionado antes, fechado en torno a 1291, en la capilla de Plaincourault (un templo cons-

---

1. Brown, *The Psychedelic Gospels*, cit., pp. 110-137.

truido por la Orden de los Caballeros de Malta), en Mérigny, en Francia central, en el que el árbol del pecado original o árbol del conocimiento del bien y el mal en el Paraíso, que aparece entre Adán y Eva, del tamaño de un humano, es claramente un hongo *Amanita muscaria*. Allegro escribió:

> Toda la historia del Edén es una mitología basada en los hongos, sobre todo en la identidad del «árbol» como hongo sagrado, como veremos. Incluso en el siglo XIII los cristianos tenían algún recuerdo de la antigua tradición, a juzgar por un fresco pintado en la pared de una iglesia en ruinas en Plaincourault, Francia. Allí la *Amanita muscaria* está gloriosamente retratada, entrelazada con una serpiente, mientras Eva permanece sosteniendo su vientre.[1]

Contrariamente a su usual entusiasmo por atribuir símbolos del pasado remoto al consumo de sustancias psicodélicas, Wasson se lanzó a desmentir ferozmente a los antropólogos e historiadores que creían que ese árbol era un hongo. Para ello recurrió al historiador del arte Edwin Panofsky, quien en una carta fechada el 2 de mayo de 1952 dictaminó que esa imagen no tenía nada que ver con un hongo:

> La similitud con *Amanita muscaria* es puramente fortuita. El fresco de Plaincourault es solo un ejemplo (y, dado que el estilo es muy provinciano, particularmente engañoso) de un tipo de árbol convencional, fre-

---

1. John Marco Allegro, *The Sacred Mushroom, and the Cross*, Sphere Books, Londres, 1970, p. 105.

cuente en el arte románico y en el gótico temprano, al que los historiadores del arte en realidad se refieren como «árbol-seta» o en alemán, «*Pilzbaum*».[1]

Wasson mostró esta carta como su principal evidencia para desmentir a Allegro pero curiosamente pareció olvidar una segunda carta de Panofsky, escrita tan solo diez días después, en donde confiesa que está «dispuesto a admitir que [...] algún artesano especialmente ignorante pudo haber *malentendido* [subrayado en el original] el producto terminado, por ejemplo, el *"Pilzbaum"* como un hongo real».[2] Luego continua diciendo que de cualquier forma es muy poco probable, por la aparición de ramas (que realmente parecen otros hongos y no ramas), «porque el arte medieval religioso tiene pocas razones para presentar hongos. Los cuales no tienen lugar en la Biblia hasta donde sé ni en las leyendas de los santos».

Allegro también planteó que el nombre de Jesús es una derivación de la palabra «semen» del sumerio y era una clave para referirse a un hongo, con forma fálica gigante. Así postuló que la Biblia simplemente era una colección de mitos que describen los secretos de la amanita. Esto reduciría el cristianismo a un culto del hongo que con los siglos se fue transformando en una religión. La hipótesis de Allegro se basaba casi exclusivamente en el análisis filológico, lo cual eventualmente demostró que necesitaba más trabajo, ya que era muy especulativo y requería más verificación, de acuerdo con varios expertos y la propia biógrafa e hija de Allegro,

1. Robert Gordon Wasson, *Soma: Divine Mushroom of Immortality*, Harcourt Brace Jovanovich, Nueva York, 1972, p. 179.
2. Brown y Brown, «Entheogens in Christian art: Wasson, Allegro, and the Psychedelic Gospels», *Journal of Psychedelic Studies*.

Judith Anne Brown. «Muchas de las derivaciones de palabras arcaicas eran altamente especulativas y necesitaban una mayor verificación, lo que dio lugar a críticas mordaces por parte de lingüistas expertos en las lenguas bíblicas».[1] Sin embargo, el propio Wasson en su último libro, *Persephone's Quest*, escrito poco antes de su muerte, sostenía:

> Una vez dije que no había ningún hongo en la Biblia. Me equivoqué. Desempeña un papel oculto (es decir, oculto para nosotros hasta ahora) y uno importante, en lo que es el episodio más conocido del Antiguo Testamento, la historia del Jardín del Edén y lo que les sucedió a Adán y Eva [...] Sostengo que el fruto del Árbol del Conocimiento del Bien y del Mal era el soma [...] era la *Amanita muscaria*, era el Hongo Sin Nombre de los pueblos de habla inglesa.[2]

Este reconocimiento de Wasson llegó muy tarde, cuando el daño a la carrera de Allegro era irremediable. Aparte de esto, nuevas evidencias pictóricas y artísticas parecen validar las ideas de este académico. Allegro, quien tenía una reputación muy sólida, se vio marginado, su credibilidad quedó devastada y quedó marcado en la historia como un hereje y un enemigo de la fe cristiana.

---

1. Según se cita en Brown y Brown, «Entheogens in Christian art», cit.
2. *Ibid.*, pp. 74-75.

3. APROPIARSE LA EXPERIENCIA MÍSTICA

Antropólogos y químicos en busca de la magia

Louis Lewin (1850-1929), el celebrado farmacólogo alemán citado por Aldous Huxley en su clásico *Las puertas de la percepción*, publicó en 1886 el primer análisis sobre el peyote y su sustancia activa, la mescalina, la cual se ha estudiado en Occidente por lo menos desde finales del siglo XIX. Este alcaloide endémico de México fue aislado del cactus por el farmacólogo alemán Arthur Heffter (1859-1925) en 1896 y su estructura fue entendida y sintetizada en 1919 por el químico austriaco Ernst Späth (1886-1946), por lo que se convirtió en el primer compuesto psicotrópico puro. Las características y efectos de esta sustancia fueron investigados por el médico y naturalista mexicano Fernando Altamirano Carbajal (1848-1908) en 1900, y su primo, el botánico también mexicano Manuel Urbina (1843-1906), en 1903. Lewin, como otros, estaba preocupado por clasificar las sustancias psicotrópicas a pesar de que la censura y prohibición de esos temas aumentaba. En 1924 categorizó las sustancias psicotrópicas en cinco grupos: *euphorica* (opiáceos), *excitantia* (café o tabaco), *inebriantia* (etanol, éter y alcohol), *hypnotica* (sustancias que producen sueño) y *phantastica* (aquellas que producen alucinaciones).[1]

Si en un primer momento la prohibición de estas sustancias obedecía a motivos religiosos, puesto que se les achacaba propiciar la idolatría y el satanismo, más adelante se perseguiría su consumo porque se entendía que eran nocivas para la salud y podían actuar como un disolvente social. Como sabemos, esto no hizo desaparecer las drogas que preocupaban a las autoridades, sino que las llevó a la clandestinidad y la marginalidad. En México, entre 1726 y 1915 apenas nos constan unas pocas menciones de la existencia de los enteógenos. Los minuciosos y compulsivos cronistas del Nuevo Mundo prefirieron mantenerse en silencio acerca de uno de los prodigios más fabulosos e inquietantes de esa tierra. El silencio se rompió el 4 de mayo de 1915 cuando el prestigiado botanista estadounidense William E. Safford (1859-1926) declaró ante la Sociedad Botánica de Washington que tras buscar los famosos «hongos embriagantes» de los que hablaban los códices no había dado con ellos, por lo que seguramente no existían y simplemente los indígenas los habían confundido con cabezas de peyote. Safford quedó en ridículo para la posteridad, más por su arrogancia que por su ignorancia. Este científico tuvo la característica actitud racista de despreciar siglos de conocimiento, uso y documentación indígenas al respecto de las plantas, hongos y sustancias medicinales y espirituales. Otros botanistas no coincidieron con sus torpes afirmaciones, entre ellos el médico austria-

1. Ricardo Pérez Montfort, «Estudiosos, científicos, esotéricos, literatos y artistas: conocimiento y creación en torno a las drogas mexicanas (1930-1945)», *Mundo Amazónico*, 9(1), pp. 203-225. <http://dx.doi.org/10.15446/ma.v9n1.66268>.

co Blasius Paul Reko, que pasó buena parte de su vida en el estado mexicano de Oaxaca y se rebautizó como Blas Pablo (1877-1953). Reko, quien trabajó para una empresa minera en Oaxaca a partir de 1917, recolectó miles de especímenes y su aportación fue fundamental para la identificación de los hongos alucinógenos y del ololiuhqui u ololuc –una enredadera conocida popularmente como «piule»–, «los ojos desorbitados» y «la señorita» entre otras plantas. Fue uno de los pioneros en estudiar el uso prehispánico y contemporáneo de las plantas psicotrópicas. Sin embargo, su obra ha permanecido en gran medida en la oscuridad a pesar de haber sido autor entre otros estudios del libro *De los nombres botánicos aztecas*. Esta investigación puso en evidencia el enorme conocimiento botánico y el uso de las plantas que tenían los indígenas antes de la llegada de los españoles, así como la supervivencia de ese saber y esas tradiciones. Reko fue el primero en refutar a Safford, no solo al respecto de la naturaleza fúngica de los teonanácatl, sino también por el hecho de que se siguieran utilizando. Eventualmente otras voces se sumaron a la suya, como el botanista de Harvard, Richard Evans Schultes, quien leyó acerca de los hongos enteogénicos en los textos de los monjes españoles y viajó en 1938 al noroeste del estado de Oaxaca en busca de pruebas. Ahí conoció a Reko y realizó recorridos con él. Andando el tiempo, descubriría que los chamanes mazatecos usaban hongos en ceremonias que celebraban para curar enfermos, encontrar objetos perdidos y aconsejar a la gente en situaciones particularmente difíciles. En ese viaje recogió especímenes y más tarde publicaría un artículo en el que sostenía que el uso de esos hongos causaba incoherencia, hilaridad y visiones fantásticas. También consiguió que un chamán realizara una ceremonia de medianoche de adivinación, en la cual solo el chamán consu-

85

mió hongos. El primo de Blas Pablo Reko, Viktor Aloysius Reko, se dedicó a la difusión del conocimiento de los psicoactivos mexicanos, y entre 1924 y 1939 escribió más de veinticinco artículos sobre los usos, cultivo, composición química, aspectos históricos y culturales de diversas plantas (peyote, ololiuhqui, mariguana, siniquiche, floripondio, yagé, camotillo, toloache, hierbas locas), como apunta el investigador, profesor e historiador mexicano, Ricardo Pérez Montfort.[1] Reko eventualmente contrarió a sus colegas por sus simpatías con los nazis.

En ese mismo artículo Pérez Monfort señala que:

> Con el cierre del Instituto Médico Nacional en 1919, la investigación científica mexicana sobre la medicina floral y su terapéutica tradicional entró en una especie de *impasse* y fueron sobre todo investigadores extranjeros quienes se abocaron al estudio de plantas, hongos y semillas en México, tanto desde una perspectiva botánica y química como de sus usos sociales y culturales.

El antropólogo y lingüista Jean Bassett Johnson (1915-1944) y su esposa, la antropóloga y experta en textiles mexicanos Irmgard Weitlander (1914-2011), se conocieron en la Universidad de California, en Berkeley, donde estudiaron antropología, y luego viajaron a México para aprender idiomas, tradiciones, rituales y chamanismo. Participaron en una ceremonia con hongos en la sierra mazateca el 16 de julio de 1938 y dieron a conocer esa experiencia. Irmgard era hija de Robert J. Weitlaner (1883-1968), ingeniero austriaco convertido en etnólogo y lingüista que

---

1. Pérez Montfort, «Estudiosos, científicos, esotéricos, literatos y artistas», cit.

se especializó en las comunidades mazatecas, chinantecas, cuicatecas y zapotecas de Oaxaca, Veracruz y Puebla. Estos antropólogos tomaron el relevo de los estudios botánicos que los científicos mexicanos habían hasta cierto punto abandonado debido a la falta de recursos y apoyo.

Intelectuales y psicotrópicos

Mientras tanto, y a pesar del prohibicionismo, entre los intelectuales mexicanos circulaban drogas para alterar la consciencia. La información al respecto es limitada debido al estigma moral que representaba su uso en una sociedad mojigata y conservadora. El viaje que hizo Antonin Artaud a México en busca, entre otras cosas, de peyote causó un gran impacto entre los intelectuales de la época, no siempre afortunado. Artaud, que era adicto a los opiáceos, eventualmente logró ir con los tarahumaras y consumir peyote, de lo cual escribió a fondo. Uno de los autores mexicanos más conocidos que consumió drogas psicodélicas, y que se contaba entre los miembros más importantes del grupo de los Contemporáneos, fue Jorge Cuesta, que aparte de escritor era ingeniero químico. Cuesta fue jefe del laboratorio de la Sociedad Nacional de Azúcar y Alcoholes hasta su muerte. En su trabajo hizo varios descubrimientos, como el de una sustancia que retrasaba la maduración de frutas o el de un procedimiento que suprimía el mal olor de los fermentos de la caña de azúcar, y aseguraba haber inventado un polvo que permitía beber alcohol sin embriagarse. Además, en el campo de los alucinógenos experimentó con la ergotina. En su extraordinario ensayo «Jorge Cuesta, dos veces suicidado», Rafael Lemus escribe que hay quienes piensan que Cuesta pudo haber llegado a crear, décadas antes que Albert Hofmann, una sustancia semejante al ácido lisérgico.[1] Por su parte, Bernardo Ortiz de Montellano, otro miembro del grupo de los Contemporáneos, experimentó con sustancias que provocaban sueños y estados hipnóticos. La lista no termina ahí, pero en gran medida se sustenta en material de chismes.

El gobierno mexicano impulsaba su política prohibicionista vilipendiando el consumo de alcohol y de drogas sin hacer distinción. Esta campaña fue en gran medida inspirada y dictada desde Washington, tanto por medio de películas amarillistas y estridentes que mostraban los estragos que provocaban las drogas y el alcohol, como por la presión gubernamental y de los medios informativos derechistas. Como señala Pérez Montfort, la curiosidad y el interés científico y antropológico por las sustancias psicotrópicas fueron sustituidos por el pánico moral y la criminalización compulsiva de los consumidores.

Wasson, el banquero y los hongos

Resulta paradójico que los hongos alucinógenos tuvieran un renacimiento en el siglo XX debido a la curiosidad mística y el apetito por las experiencias de un ejecutivo de Wall Street: el autodenominado etnomicólogo (un término que acuñó él mismo) y vicepresidente de relaciones públicas de J. P. Morgan & Co., Robert Gordon Wasson. Su fascinación se disparó aparentemente cuando recibió en 1952 una carta de su amigo el escritor Robert Graves, en la que

1. Rafael Lemus, «Jorge Cuesta, dos veces suicidado», en Leila Guerriero (ed.), *Los malditos*, Universidad Diego Portales, Santiago de Chile, 2011, pp. 239-261.

le hablaba del reporte sobre los hongos alucinógenos oaxa-
queños escrito por el antes mencionado Richard Evans
Shultes. En el texto, se describía el uso ritual de ciertos enteógenos en México (incluyendo esa ceremonia de la que
Shultes fue testigo pero no participante), lo cual despertó
la curiosidad de Wasson, que se lanzó a una búsqueda para
encontrar la manera de participar en una ceremonia donde
él pudiera consumir hongos. Wasson estaba casado con
una doctora rusa, Valentina Pavlovna (1901-1958), a quien
conoció en Londres. Ella era una entusiasta de los hongos comestibles y tenía un enorme interés por los hongos
alucinógenos de Siberia. En su luna de miel en 1927 Valentina hizo comer hongos a Wasson, a quien hasta entonces
le habían producido un gran rechazo. Los probó y cambió
su actitud hacia las setas. Como señala Wasson en su libro
The Wondrous Mushroom, juntos decidieron estudiar el
uso contemporáneo de los hongos psicotrópicos. Lo primero que hicieron fue dividir a los pueblos entre micófi-
los, como los eslavos, y micofóbicos, como los anglosajones.
Y eventualmente pasaron de esa división a considerar que
el uso de hongos por los grupos humanos iba mucho más
allá de lo alimenticio y llegaron a la conclusión de que el
uso espiritual de los alucinógenos había sido central para
la creación de las religiones de la antigüedad.

Wasson logró que Weitlaner los guiara por la sierra
mazateca. La misionera estadounidense Eunice Pike les
había dicho que en esa zona podrían encontrar unos indios que consumían hongos para tener visiones. El 15 de
julio de 1953, Wasson y Pavlovna asistieron a una velada,
un ritual de adivinación con granos de maíz en el que un
chamán, Aurelio Carreras, comió hongos, fumó un ciga-
rro y respondió a sus preguntas. En su tercer viaje a México
en busca de hongos y su segundo a Huautla de Jiménez,

en Oaxaca, la noche del miércoles 29 de junio de 1955, Wasson conoció a la legendaria curandera y sabia María Sabina (1894-1985), que no hablaba español y a quien en el pueblo se referían como una «señora sin mancha», que nunca había deshonrado sus poderes usándolos para el mal y que tenía un dominio total de las técnicas de su oficio. El síndico de Huautla, don Cayetano García Mendoza, le pidió insistentemente a María Sabina que aceptara la presencia de los extranjeros y ofreció su casa para llevar a cabo la velada. Este tipo de ceremonias no se hacían para hablar con dios ni para ver o sentir cosas, sino que debía haber otro motivo de peso para llevarlas a cabo. Para convencer a María Sabina de permitirles participar, Wasson y su esposa argumentaron que querían saber cómo se encontraba su hijo, que en ese momento estaba en el ejército. No era una mentira, pero era sin duda un pretexto superficial.

María Sabina era la heredera de una larga tradición de chamanes y a la vez miembro de la Asociación del Sagrado Corazón de Jesús, donde era celadora. Lo cual pone en evidencia la peculiar relación entre el catolicismo y la supervivencia de las tradiciones ancestrales. Este encuentro tuvo un impacto enorme y es uno de los acontecimientos más importantes en la historia de los psicotrópicos y la antropología. En su ritual pagano, que dirigió acompañada de su hija María Apolonia, María Sabina incorporaba plegarias y cantos cristianos en mazateco, español y latín, frente a un altar decorado con imágenes religiosas como una estampa del Santo Niño de Atocha, crucifijos, flores y velas. Los hongos se comían por pares: cuatro, seis o trece en el caso de los chamanes. La cantidad dependía de la persona, su corpulencia, resistencia y otras características que determinaba el curandero. Los Wasson fueron las primeras personas que no formaban parte de esa comunidad en participar en el rito. Wasson insiste en su relato de lo ocurrido en que ellos fueron los primeros «blancos» en asistir a una ceremonia semejante, lo cual es falso, ya que por lo menos Jean Bassett Johnson e Irmgard Weitlander tuvieron experiencias antes que ellos; sin embargo, de lo que no cabe duda es de que Wasson hizo más ruido que nadie y se apropió de la experiencia.

Del mismo modo que los hongos dependen de la simbiosis con otras especies vegetales y animales para sobrevivir, el culto de los hongos sobrevivió al colonialismo, el progreso y el catolicismo al fusionarse, absorber, incrustarse, incorporar e imitar otros ritos de otras religiones e ideologías. La creencia popular es que en la ceremonia son los hongos los que hablan a través del chamán. El hongo es «habla», es decir, es palabra puesta en la boca de un mediador. En la tradición de Mesoamérica, como en otras regiones, los cerros, las plantas, los animales y los ríos son presencias sagradas, tienen vida y personalidad y se habla con ellos mediante ceremonias y rituales.

Wasson trató de describir lo que interpretó del viaje así:

> En otra parte escribí alguna vez que la persona en hongos está situada en el espacio, un ojo aislado, invisible, incorpóreo, viendo sin ser visto. En verdad, la persona es los cinco sentidos desencarnados, todos ellos ajustados a la altura de la sensibilidad y la conciencia, todos ellos mezclándose entre sí de la manera más extraña, hasta que la persona, completamente pasiva, se convierte en un receptor puro, infinitamente delicado, de sensaciones.[1]

1. Wasson, *The Wondrous Mushroom*, cit., p. 17.

En aquel viaje a Huautla, Wasson participó en dos ceremonias en noches consecutivas en las que tomó apuntes. La segunda noche pidió autorización para que Allan Richardson, un fotógrafo de sociales, tomara fotos y María Sabina aceptó. En el segundo ritual la curandera no se hizo acompañar de su hija, sino de su hijo, Aurelio, quien aparentemente padecía de una discapacidad. La ceremonia estaba enfocada en el niño adolescente, lo cual se tradujo en una experiencia completamente distinta a la de la noche anterior. En esa ocasión, además de tomar fotos con flash, también grabaron las palabras de la curandera. Al terminar las experiencias Wasson y sus acompañantes pagaron cincuenta pesos por noche, el equivalente entonces de cuatro dólares, que era más de lo que ella pidió. María Sabina les hizo saber a través de un intérprete que las fotos que habían tomado podían mostrárselas únicamente a sus amigos de mayor confianza, pero que enseñarlas a otros «sería una traición».[1]

Fue una experiencia transformadora para Wasson, y quedó recogida en un artículo que publicó en la revista *Life* el 13 de mayo de 1957, titulado «Seeking the Magic Mushroom: A New York Banker Goes to Mexico's Mountains to Participate in the Age-Old Ritual of Indians Who Chew Strange Growths that Produce Visions» (En busca el hongo mágico: un banquero de Nueva York va a las montañas de México para participar en el antiguo ritual de los indios que mastican extraños hongos que producen visiones). *Life* era el epítome de una publicación masiva, con tirajes de 5,7 millones de ejemplares. El artículo fue traducido y publicado en *Life* en español y reproducido en *This Week*. El editor en jefe de *Life* era Henry Luce, quien por

1. Wasson, *The Wondrous Mushroom*, cit., p. 30.

su parte había probado drogas psicodélicas. En ese momento la revista tenía una actitud muy positiva al respecto de las drogas enteogénicas y su potencial medicinal. Wasson no daba el nombre de María Sabina, a quien llamó Eva Méndez, pero las fotos revelaban sin duda alguna su identidad. Además, poco después autopublicó el libro: *Mushrooms, Russia and History,* en donde puso en evidencia su desprecio por la curandera, perdió todo pudor y reveló su verdadero nombre. El banquero ignoró la petición más importante de María Sabina, de no mostrar, y mucho menos publicar, sus fotos. El secreto se perdió para siempre en la voraz ambición de fama y éxito de Wasson.

El artículo causó sensación y dio una difusión desmesurada entre el público general a los hongos psicotrópicos. Miles de curiosos y fanáticos de las drogas viajaron a Huautla en busca de los «niños mágicos» y de María Sabina. En poco tiempo esa población olvidada se convirtió en un destino turístico internacional, caótico, invadido por visitantes despistados que querían descubrir los secretos del espíritu o ansiaban ponerse hasta atrás con esa poderosa droga que se ocultaba en los hongos, así como por vividores, estafadores y charlatanes de todo tipo que trataron de aprovecharse de ese momento para enriquecerse. El artículo desató una epidemia de turismo espiritual, de especulación misticoide con alucinógenos, de buscadores de emociones y cazadores de la iluminación. Primero saturaron el único hotel del pueblo y luego crearon un campamento afuera de Huautla para alojar a las masas de visitantes.

Wasson y Pavlovna invitaron al micólogo Roger Heim (a quien Wasson dedica su libro *The Wondrous Mushroom*) a una expedición en 1956 para identificar el hongo usado. Heim se llevó esporas de regreso a casa y logró cultivar estos hongos en el Laboratorie de cryptogamie, del Museo Nacional de Historia Natural, en París, del cual era director. No obstante, no logró aislar el principio alucinógeno activo de los hongos en el laboratorio de química del propio museo. Otras dos farmacéuticas estadounidenses, Merck y SmithKline, que obtuvieron sus hongos por medio de Wasson y por su propia recolección en la sierra mazateca, tampoco tuvieron éxito. Heim envió muestras a Sandoz, de la que en ese momento Albert Hofmann era director de investigación de productos naturales. Ninguno de sus colegas se sintió muy motivado a asumir ese desafío, así que el propio Hofmann decidió encargarse a partir de un lote de cien gramos de hongos secos. Al no lograr progresos dudó que los hongos estuvieran aún activos por lo que decidió experimentar por sí mismo. Tomó una dosis de treinta y dos hongos secos, una dosis mediana para los estándares de consumo de las veladas de Huautla, y comenzó a alucinar motivos y colores que él asumió eran de origen mexicano, en una experiencia que describió como muy fuerte y que duró seis horas. El doctor que lo estaba cuidando durante la experiencia se transformó ante sus ojos en lo que él describió como un sacerdote azteca. En 1958, finalmente logró aislar, extraer, purificar y cristalizar los dos compuestos activos del hongo: psilocibina y psilocina. De esa manera descubrieron que los hongos mencionados antes, derrumbes y pajaritos, llamados desde tiempos de los aztecas teonanácatl, eran especies del género *Psilocybe*.

El micólogo, investigador, autor y empresario Paul Stamets, uno de los principales expertos en los hongos *Psilocybe*, publicó a los veintitrés años su primer libro, *Psilocybe Mushrooms and Their Allies* (1978), y tiempo después fundó la empresa Fungi Perfecti, dedicada a promover el cultivo de hongos alimenticios y medicinales. Stamets tiene docenas de patentes en inventos diversos creados a partir de hongos (recuperación del medio ambiente, biodefensa, control de plagas, medicinas, entre otros) y ha descubierto varias especies de hongos de psilocibina. Cuando Wasson se encontró con estos hongos en Oaxaca se pensaba que eran nativos exclusivamente del sur de México. En las siguientes dos décadas se encontraron numerosas especies más y comenzaron a cultivarse en casi todos los continentes. Stamets tiene la certeza de que los hongos nos están hablando a través del lenguaje de la bioquímica y la neuroquímica, y que su mensaje es la oportunidad de redimirnos ante el daño catastrófico que hemos causado al planeta y sus irreversibles consecuencias. «Los hongos me han enseñado la interconexión que existe entre todas las formas vivas y la matriz molecular que compartimos»,[1] dice Stamets.

Curiosamente, parte del trabajo de campo de Wasson fue patrocinado por el proyecto MK Ultra de la CIA, una iniciativa de control mental originalmente llamada ARTI-CHOKE que duró desde principios de los años cincuenta hasta 1964 y que fue dirigida por un personaje particularmente siniestro: Sidney Gottlieb. La CIA estaba interesada en emplear sustancias psicoactivas como suero de la verdad e imaginaba que de poseerlas seguramente encontraría usos para manipular y doblegar mentes. Los experimentos de Gottlieb se realizaron en prisiones estadounidenses, japonesas, alemanas y filipinas, donde se aplicaba una variedad de torturas a los sujetos, bajo la lógica de que primero había que destruir la mente del individuo y luego insertar una mente nueva en el vacío. Un número indeterminado de sujetos murieron en aquellos experimentos hu-

1. Pollan, *How to Change Your Mind*, cit., p. 244.

manos, y nadie pagó el costo legal o moral de esas acciones. Desde 1953 enviaron agentes a tierras mazatecas en busca de alucinógenos, que se llevaron supuestamente por costales pero que, en apariencia, no lograron usar. En uno de los diez viajes que hizo Wasson, lo acompañó James Moore, un químico que trabajaba para la CIA y buscaba conseguir psilocibina para algo que denominaron el «subproyecto 58». Al parecer, Moore recibía fondos de una beca de investigación del Fondo Geschickter para la Investigación Médica, aunque en realidad era una tapadera.[1] Al enterarse de que Wasson había logrado participar en una velada con María Sabina, Moore le escribió para decirle que deseaba estudiar esos hongos y que podía ofrecer una cantidad de dinero, de su «beca». Wasson aceptó llevarlo pero Moore no se la pasó nada bien en el viaje, sufrió por las comidas, las condiciones y los piquetes de insectos. La relación con Wasson se deterioró rápidamente. Sin embargo, cumplió con su objetivo de volver al laboratorio de la CIA con una bolsa de hongos para sintetizar su principio psicoactivo. Lamentablemente para él, Heim se le adelantó. La CIA pensaba que estaba creando algo único y secreto, pero la farmacéutica suiza Sandoz ya había lanzado al mercado el producto Indocibyn, que, como escribe Carlos Illana-Esteban, tenía fines experimentales y terapéuticos. De cualquier forma la psilocibina no era confiable como recurso de control mental y no podía ser usada para extraer confesiones o información ya que era impredecible. Esto se sabe gracias a documentos revelados gracias a la Freedom of Information Act (FOIA o Ley por la Libertad de la In-

1. Carlos Illana-Esteban, «Los hongos alucinógenos, Wasson y la CIA», 20 de octubre de 2021. <https://www.researchgate.net/publi cation/355425268_Los_hongos_alucinogenos_Wasson_y_la_CIA>.

formación), en los que también queda de manifiesto que Wasson fue un participante involuntario del proyecto.

En 1962 Gordon Wasson regresó a Huautla, esta vez con Albert Hofmann. Como no era temporada de lluvias, se llevaron píldoras de psilocibina sintética hechas en Suiza para ofrecérselas a María Sabina, quien tomó una dosis muy fuerte durante una noche y al amanecer les dijo que no había diferencia entre la píldora y el hongo: «El espíritu de los hongos está en la píldora», lo cual probó que el preparado sintético era idéntico al producto natural. «El misterio de los maravillosos efectos del teonanácatl fue reducido al misterio de los efectos de dos sustancias cristalizadas; aunque estos efectos no pueden ser explicados por la ciencia, sí pueden ser descritos».[1] No obstante, el profesor de antropología en el Warren Wilson College y autor de *The Devil's Book of Culture: History, Mushrooms, and Caves in Southern Mexico* (El libro de la cultura del diablo: historia, hongos y cuevas en el sur de México), Ben Feinberg, comenta con escepticismo que esta anécdota:

> Aparentemente funcionó como un importante mito autentificador para algunos investigadores psicodélicos en la tradición de los mitos de Pocahontas y la Malinche, en los que las mujeres indígenas brindan legitimidad para que futuras generaciones de no indios ocupen su territorio.[2]

1. Albert Hofmann, *LSD: My Problem Child*, Multidisciplinary Association for Phsychedelic Studies, Nueva York, 2017, p. 122.
2. Ben Feinberg, «Undiscovering the Pueblo Mágico: Lessons from Huautla for the Psychedelic Renaissance», en Beatriz Caiuby Labate y Clancy Cavnar (eds.), *Plant Medicines, Healing and Psychedelic Science*, Springer, Cham (Suiza), 2018, pp. 37-84.

Si bien Wasson fue responsable de una cierta desmitificación del hongo, al popularizarlo y contribuir a la síntesis de la psilocibina, lo que en realidad lo motivaba era la idea de que la necesidad y búsqueda religiosas en los seres humanos había sido propiciada por el consumo de hongos enteogénicos. Pollan comenta con tino que Wasson llegó a Huautla convencido de que los hongos habían sembrado en la mente primitiva la noción de dios. Por tanto, su experiencia vino tan solo a corroborar ese aspecto místico.[1] Sin embargo, es claro que para mediados del siglo XX el uso de los hongos entre los mazatecas había pasado a ser un extraño apéndice del catolicismo, además de que era parte de ceremonias en que se buscaban curas a malestares, así como artículos y personas perdidas. El carácter religioso estaba presente en las ceremonias y en el respeto de los «niños» hongos, pero no se trataba de una religión ni de un culto a dios alguno; eso lo sabía Wasson y escogió ignorarlo.

En 1975 María Sabina le dijo a su biógrafo Álvaro Estrada:

> En cierto tiempo vinieron jóvenes de uno y otro sexo, de largas cabelleras, con vestiduras extrañas. Vestían camisas de variados colores y usaban collares. Vinieron muchos. Algunos de estos jóvenes, me buscaban para que yo me desvelara con el pequeño que brota. «Venimos a buscar a dios», decían. Para mí era difícil explicarles que las veladas no se hacían con el simple afán de encontrar a dios, sino que se hacen con el propósito único de curar las enfermedades que padece nuestra gente. [...] Estos jóvenes, rubios y morenos, no respetaron nuestras costumbres. Nunca, que yo recuerde, los niños santos fueron co-

1. Pollan, *How to Change Your Mind*, cit., p. 220.

midos con tanta falta de respeto. Para mí no es un juego hacer veladas. Quien lo hace para sentir simplemente los efectos, puede volverse loco y quedar así temporalmente. Nuestros antepasados siempre tomaron los niños santos en una velada presidida por un sabio.[1]

El sacrificio de María Sabina

Después de haberse convertido en celebridad internacional, la vida de María Sabina se desmoronó, su casa fue incendiada por sus vecinos enfurecidos y envidiosos, ella fue encarcelada y su hijo asesinado. María Sabina murió en la miseria, lamentando haber mostrado el poder de los hongos a Wasson. La situación en Huautla se deterioró tanto que las autoridades locales pidieron en 1969 que el ejército mexicano interviniera para desalojar a los visitantes. Sesenta y cuatro hippies mexicanos fueron arrestados y veintidós extranjeros fueron deportados. El ejército instaló un puesto de control para impedir la entrada de visitantes que duró hasta mediados de los años setenta, cuando el turismo psicodélico se reactivó, aunque con menor intensidad. Esto obviamente fue una muestra más de la represión militar posterior a la matanza de estudiantes en Tlatelolco en 1968. La supuesta protección del ejército a las comunidades indígenas siempre se ha traducido en opresión y explotación. Huaulta fue nombrado «Pueblo Mágico» en 2015, con lo que su presupuesto para promover el turismo aumentó con el objetivo de preservar la espiritualidad, la cosmovisión y el legado de la sacerdotisa de los hongos,

1. Álvaro Estrada, *Vida de María Sabina*, Siglo XXI, México, 1989, p. 81.

María Sabina. Hoy en la ciudad de Huautla hay numerosos murales y evocaciones a la curandera que se convirtió en un icono. Así, el gobierno se retractó de su política de ignorar o combatir el uso de los hongos alucinógenos.

Wasson alcanzó la fama mundial por haber divulgado el conocimiento de un culto viviente de los hongos y abrir las puertas a las masas mediatizadas al universo de los enteógenos. El banquero se lamentó de haber causado daño y haber destruido una práctica religiosa milenaria, sin embargo nunca tuvo la generosidad de ayudar realmente a la sabia ni al pueblo mazateca con lo único que podía ofrecer y lo que más necesitaban: dinero. El hombre de Wall Street que se quiso imaginar una especie de aventurero místico universal, un Indiana Jones espiritual, se reveló como lo que siempre fue, un voraz depredador intelectual sin escrúpulos ni decencia; una persona con enormes recursos y mucho tiempo que fue aprendiendo el oficio de la antropología social al rodearse de especialistas, académicos, científicos y viajeros experimentados. Pese a todo, su trabajo es inteligente, erudito, informado y bien documentado. En él, ofrece datos antropológicos valiosos, crónicas minuciosas de sus viajes y descubrimientos, así como hipótesis a veces un poco exóticas. Su prosa es articulada, elegante y en algunos de sus escritos es por momentos poética. Es un autor que hace un enorme esfuerzo por mantenerse respetuoso con las creencias, tradiciones e historia de los indígenas, aunque en la práctica haya usado y explotado a la gente. El etnobotanista, autor e investigador Jonathan Ott, que fue su discípulo, llegó a comparar a Wasson con Charles Darwin, ya que del mismo modo que este descubrió el mecanismo de la evolución con una teoría naturalista, Wasson intentó trazar la génesis y propagación de la religión con una teoría naturalista de los enteógenos. «¡En

100

otras palabras, así como Darwin sacó a dios de la creación del hombre, Wasson sacó a dios de la creación de la religión!», escriben Jerry y Julie Brown, quienes también lo llamaron el Darwin del siglo XX.[1] Como Darwin, Wasson también provenía de una familia profundamente cristiana. Su padre era clérigo episcopal, y la religión le causaba sentimientos encontrados.

Llama la atención por lo tanto que en su trabajo haga comentarios como: «Solamente después de que estuve en la tierra de los indios entendí que todo chicano que viola la ley tiene una familia en algún lugar de México que lo cuida y se preocupa por él».[2] Ni es correcto llamar a los inmigrantes mexicanos –legales o ilegales– chicanos (que es un término que usualmente se refiere a los mexicanos que han vivido en Estados Unidos, muchas veces por generaciones, algunos de los cuales pertenecen a familias que estaban ahí mucho antes de la creación de ese país) y no puede sino parecer increíble en alguien que viajó por todo el mundo «descubrir» que los inmigrantes mexicanos también tenían familias que los querían. El encuentro de un hombre anglosajón que trabajaba en Wall Street con el mundo místico mazateca tuvo el resultado predecible de destruir el orden superviviente y de ser una experiencia que hoy llamaríamos «monetizable». Wasson imaginaba a María Sabina como la representante de un mundo fosilizado, estático en el tiempo y aislado que solo él podía rescatar del olvido, cuando era evidente que sus prácticas tenían tanta vitalidad que habían resistido a siglos de persecución.

Como explica Ben Feinberg, aunque las sustancias psicodélicas tienen efectos farmacológicos reconocibles y

1. Brown, *The Psychedelic Gospels*, cit., p. 42.
2. Wasson, *The Wondrous Mushroom*, cit., p. 33.

comunes en el cerebro de cualquier consumidor, estos procesos compartidos están profundamente influenciados y enmarcados por la cultura, la historia y las relaciones sociales. Mientras que para los occidentales el hongo es una experiencia más visual y sensorial, para los mazatecos contiene un elemento lingüístico fundamental. El o la curandera transmite el hablar del hongo y esa es la parte fundamental de su «diagnóstico» y cura. Cuando la ciencia occidental asume que el efecto de la experiencia es el mismo para todos, lo que hace es imponer sus paradigmas (que vienen de la modernidad liberal, cristiana) y negar la experiencia indígena o bien «reducirla a una función histórica, como preservadores de estas prácticas hasta que puedan ser "descubiertas" por gente más sofisticada, mejor equipada para entenderlas y explicarlas».[1]

En el prólogo de su libro *The Wondrous Mushroom*, Wasson lamenta haber abierto las puertas con ese artículo y la enorme publicidad que generó a oleadas de

> buscadores de emociones, hippies, autodenominados psiquiatras, bichos raros, incluso guías turísticos con sus dóciles rebaños, muchos acompañados por mujerzuelas, molestando y abusando de la tranquilidad de la vida en el que había sido, por lo menos superficialmente, un idílico pueblo indígena.[2]

Wasson dio inicio a una nueva era en el uso y estudio de los hongos alucinógenos y otras sustancias, pero también dio el banderazo de salida de la «era psicodélica», un término que llegó a rechazar ya que lo asociaba con la de-

1. Ben Feinberg, «Undiscovering the Pueblo Mágico», cit.
2. Wasson, *The Wondrous Mushroom*, cit., p. 16.

cadencia de un movimiento identificado sobre todo con la explotación, el consumo irresponsable y sin moderación, y la perversión monetaria de quienes viven en las zonas donde existen estos enteógenos. Wasson consideraba que los «traficantes de emociones» y aquellos que consumían hongos por las experiencias sensoriales degradaban a los hongos y a sí mismos. Sin embargo, también se preguntó si podría haberse contenido de divulgar esa información, de documentar y diseccionar esa «práctica viviente». Cierto es que María Sabina afirmaba que «desde el momento en que llegaron los extranjeros a buscar a dios, los niños santos perdieron su pureza. Perdieron su fuerza, los descompusieron. De ahora en adelante ya no servirán. No tiene remedio»,[1] también lo es que los hongos sobrevivieron a numerosas «contaminaciones» e irrupciones de extranjeros y que las prácticas de las veladas cambiaron con el tiempo, adaptándose a nuevas condiciones, como lo siguen haciendo ahora. María Sabina, como apunta Ben Feinberg, «se unió a otros íconos mercantilizados de la "cultura latinoamericana" –como camisetas con los rostros del Che Guevara o Frida Kahlo– o de la "sabiduría indígena", que funcionan como fuente de inspiración para la alta cultura».[2]

No seré yo quien se rasgue las vestiduras criticando la curiosidad y el interés recreativo que suscitaron los hongos y que llevaron a esos visitantes a la sierra de Oaxaca. Tampoco se trata de imaginar a los pobladores de esa y otras zonas similares como seres impolutos y diáfanos. Sin embargo, la invasión de este mundo donde los hongos eran respetados por su carácter místico y temidos por la tenta-

1. Estrada, *Vida de María Sabina*, Siglo XXI, cit., p. 85.
2. Ben Feinberg, «Undiscovering the Pueblo Mágico», cit.

ción económica que ofrecían, no podía más que pervertir a esa comunidad y desgarrar el tejido social de manera irreparable. La tradición y los rituales que habían sobrevivido en la oscuridad a la Inquisición, a la persecución religiosa y a la brutalidad policiaca y militar por casi medio milenio se vieron de pronto divulgados por la miseria y la ambición.

La búsqueda del soma

Haber participado en una auténtica ceremonia con hongos alucinógenos y haber estado involucrado en el descubrimiento de los hongos empleados y en la síntesis de sus propiedades no le bastó a Wasson, quien comenzó a formular una especie de teoría general de los enteógenos. Su ambición entonces fue recorrer todos los rincones del mundo en busca de pistas para entender cómo estas sustancias habían dado forma al imaginario místico y religioso en todos los continentes. Así, comenzó a seguir las pistas de drogas alucinógenas en las culturas y tradiciones de la antigüedad. Se enfocó en la sustancia «soma», mencionada en los vedas hindúes (escritos alrededor de 1500 a.C.) que era a la vez un dios, una planta sagrada y una bebida sacramental. El soma puede estar relacionado con el *haoma*, que es mencionado en el *Avesta* iraní, un texto religioso de zoroastrismo, donde se lo describe como una planta de la que se hacía una bebida de los dioses, al machacarla con piedras y mezclarla con agua, miel y cebada. Según los poetas y los sacerdotes, esta bebida tenía la cualidad de ser embriagante y de producir efectos sublimes, como dar a los mortales que la tomaban poderes extraordinarios y permitirles comunicarse con los dioses. Con el tiempo la naturaleza del soma se perdió, así como la del nepente, la droga del olvido, que se menciona en la *Odisea*, y que era originaria de Egipto.

La naturaleza de estas sustancias es un misterio, como el mencionado *kykeon*, en parte quizá porque había poco interés en descubrir de qué se trataba, quizá porque se asumía que eran sustancias mitológicas o simplemente símbolos de un conducto hacia lo divino. De los más de mil himnos que incluye el *Rigveda*, ciento veinte están dedicados al soma, que aparte de dar poderes a quien lo consumía también podía transportarlo a planos de trascendencia. A la muerte de su esposa Valentina, de cáncer, en 1957, y tras retirarse de Wall Street, Wasson se dedicó de lleno a estudiar el soma, la planta deificada. Una de las teorías dominantes era que se trataba de *Ephedra*. Sin embargo, Wasson concluyó a partir de las descripciones de ese texto (en el que no se dice que tenga hojas ni raíces ni ramas ni capullos ni flores ni semillas, y en cambio sí se le atribuyen una pierna y que era hijo del dios del trueno, lo cual podría coincidir con la descripción de un hongo) que el soma debía de ser la *Amanita muscaria*, traída por los invasores indoeuropeos, un pueblo que se autodenominaba ario, que llegó del norte conquistando Afganistán y ocupó el valle del Indo hace más de seis mil años. Este pueblo guerrero hablaba una lengua indoeuropea, sabía sembrar cereales y criaba ganado vacuno, caballos y ovejas. Tenían una religión compleja con numerosos dioses y diosas, así como una mitología fascinante. Se cree que estaban vinculados con el pueblo que ocupó lo que hoy se conoce como Irán.

Soma era el pilar del cielo, el hijo de los cielos, una bandera roja brillante de sacrificio cósmico, el dios para los dioses, escribió Wasson, quien armó un equipo deslumbrante de intelectuales para estudiar el tema: el poeta, con gran conocimiento del griego y el latín clásicos, y autor de *La diosa blanca*, Robert Graves; la académica experta en sánscrito y autoridad en los vedas Wendy Doniger O'Flaherty; y el farmacólogo Albert Hofmann. Wasson señaló que el soma, al igual que la amanita, podía consumirse directamente, se podía beber su jugo y tomar en los orines de alguien que lo hubiera consumido (algo que Doniger parece haber descubierto en un párrafo del *Rigveda* donde Indra se disfraza de intocable y le ofrece a un brahmán: «si quieres ser inmortal debes beber mis orines»). Otros piensan que pudo ser cannabis, alguna bebida fermentada o incluso psilocibina, como en el caso de Terence McKenna. Wasson publicó su libro *Soma: Divine Mushroom of Immortality* en 1968, y es considerado por algunos como su obra maestra. No obstante, otros expertos en los vedas han rechazado la interpretación de Wasson, ya que consideran que el soma y el *haoma* son símbolos del poder que ofrecen los dioses para expandir la consciencia con el uso de sustancias de origen vegetal y no se refieren a un organismo en particular. Otra crítica se centra en cuestionar por qué se insiste en el *Rigveda* en preparar una extracción filtrada del hongo si este se puede consumir crudo con los mismos efectos, como postula Kevin Feeney.[1] El problema para muchos era aceptar que la inmensa belleza, profundidad e importancia de los vedas, una de las grandes obras de arte de la cultura, fueran producto de experiencias alucinógenas provocadas por un hongo.

---

1. Kevin Feeney, «Revisiting Wasson's Soma», en *Journal of Psychoactive Drugs*, diciembre de 2010.

Describir la experiencia psicodélica

Los primeros registros vivenciales modernos de experiencias con psicotrópicos potentes aparecen en la última década del siglo XIX. Estos experimentos autoinfligidos seguían un protocolo definido, como si se tratara de inmersiones en lo desconocido, que se relataban en primera persona, usualmente a partir de anotaciones hechas durante el viaje con papel, pluma y cronómetro. El tono, que trataba de ser mesurado, fríamente científico y minuciosamente descriptivo, era una manera de contrarrestar la subjetividad de las percepciones y el caos de lo biológico mediante el análisis y los datos. Es curioso que los recuentos de algunos grandes autores como Aldous Huxley, William Burroughs y Allen Ginsberg se hayan convertido en el equivalente a las crónicas de los viajeros, exploradores y conquistadores europeos, que fusionaban realismo y fantasía en su percepción de mundos desconocidos. No sorprende que Terence McKenna se obsesionara con los exploradores de la era victoriana. La influencia de estos relatos documentales llegó a la literatura y al cine de ciencia ficción y horror. Se conformaron un estilo y una narrativa –en las que se repiten los temas y las visiones–, de los que surgió un subgénero que ha servido a miles para interpretar sus experiencias noéticas, echando mano de imágenes exóticas y orientalistas, así como de estéticas étnicas genéricas. Sin duda es necesario verbalizar la experiencia psicodélica. Es irresistible tratar de describir y sintetizar las visiones, sensaciones y emociones de la vivencia alterada. Es algo parecido, aunque más complicado, a tratar de recordar un sueño, reconstruir sus partes, su lógica, su contexto y sus protagonistas, que invariablemente son cambiantes. Al tratar de contar y dar sentido a lo experimentado nos estamos protegiendo, separando el estado psicodélico de la realidad mediante mecanismos lingüísticos, y eso siempre, aun en el caso de los grandes autores, es un desafío. Al relatar nos apoderamos de la experiencia, tratamos de dominar su intensidad y su poder oculto.

La primera droga psicotrópica que irrumpe en el panorama en el siglo XIX fue el peyote y el primer autor moderno que escribió acerca de su experimentación fue el médico y escritor, originario de Filadelfia, Silas Weir Mitchell (1829-1914), quien describió sus viajes con mescalina en 1898. Mitchell es considerado el padre de la neurología estadounidense, además de haber sido novelista y poeta. Escribió una serie de tratados médicos, desarrolló técnicas para tratar heridas de bala y mordidas de serpiente y creó tratamientos para varios males; asimismo, fue él quien acuñó el término «miembro fantasma» para referirse a la sensación que experimentan algunas personas a las que se les ha amputado un miembro. Especialmente se lo conoce por haber inventado la «cura de reposo», usada principalmente para tratar a mujeres enfermas de «histeria o neurastenia», trastornos caracterizados por la depresión, la ansiedad, el insomnio y la migraña, entre otras dolencias y en distintas proporciones, y que eran diagnosticados a mujeres infelices, acorraladas en sus rutinas o que simplemente no querían obedecer a sus maridos. La cura de Mitchell consistía en reclusión y aislamiento por hasta ocho semanas, electroterapia, masaje, dieta alta en calorías y mucho descanso forzado, en particular nada de estudios, lectura, escritura o la peregrina idea de trabajar. Virginia Woolf fue una de las pacientes a las que se les prescribió este tratamiento. Curiosamente la cura recomendada a los hombres era lo opuesto: mucha actividad física e intelectual. Weir usó muchas de las frases y anotaciones que más tarde se volverían clichés y lugares comunes de rigor en el género de la descripción de los viajes psicotrópicos. El historiador y autor del libro *Mescaline: A Global History of the First Psychedelic*, Mike Jay, señala algo muy interesante al respecto de esta perspectiva personal e individualista de la experiencia psicodélica:

> En las reuniones de la Iglesia Nativa Americana, donde el sacramento es el peyote, las visiones apreciadas por los investigadores científicos occidentales suelen considerarse distracciones. Estas experiencias son esencialmente comunitarias, y centrarse miopemente en las propias sensaciones es perderse el acontecimiento principal.[1]

También relata que el primer recuento subjetivo de un viaje de peyote registrado por una mujer, la dama de sociedad Mabel Dodge Luhan en 1914, presenta un tono y voz muy distinto a las documentaciones convencionales, ya que se centra principalmente en revelar cosas que tienen que ver con la dinámica social entre los participantes de esa velada de consumo de peyote. Aparte de las alucinaciones está

> mucho más interesada en las tensiones sociales y las dinámicas de poder que revela el peyote: quién controla la ceremonia, quién obedece las reglas y quién se rebela contra ellas, quién está siendo transportado y quién está aterrorizado. Su informe no es ciencia, pero es un recor-

1. Mike Jay, «Why is psychedelic culture dominated by privileged white men?», *Aeon*, 26 de junio de 2019.

datorio de cuánto es ignorado o excluido por la mirada clínica.[1]

Algunas mujeres como Valentina Pavlovna, la escritora Anaïs Nin (1903-1977), la violinista, autora y psicoterapeuta Laura Huxley (1911-2007), y la escritora y nutrióloga Adelle Davies (1904-1974) participaron en la primera oleada de experimentación con LSD y otros psicotrópicos, pero sus recuentos no han sido tan valorados como los de sus contrapartes masculinos. Un caso interesante es el de Jean-Paul Sartre, quien en 1935 recibió una inyección de mescalina que le dio el psiquiatra Daniel Lagache, en el hospital Sainte-Anne, en París. Sin embargo, fue Simone de Beauvoir quien documentó en su libro *La plenitud de la vida* (1960) el mal viaje de su compañero, en el cual padeció apariciones espantosas y pasó varios días hundido en un estado profundamente depresivo. Las revelaciones de esa experiencia fueron fundamentales para su novela filosófica y semiautobiográfica *La náusea*.

En su libro *Las puertas de la percepción*, de 1954, Aldous Huxley redefinió la relación con las sustancias psicotrópicas que hasta entonces se consideraban responsables de causar desórdenes mentales, incoherencia y distorsiones de la percepción. Huxley, quien pensaba que la mescalina le había dado la oportunidad de «ver las cosas como realmente eran», consideraba que las experiencias alucinógenas eran «de inestimable valor para cualquiera y especialmente para el intelectual» y que eran también herramientas potenciales para tener revelaciones filosóficas y espirituales. En ese ensayo, publicado una década antes de la ex-

1. Mike Jay, «Why is psychedelic culture dominated by privileged white men?», cit.

plosión social, moral e intelectual que vino con el «Flower Power» y la revolución psicodélica, continuaba con la reflexión en torno a las drogas alucinógenas que comenzó en la década de los años treinta. Huxley tuvo una fascinación con los fenómenos espirituales y estuvo siempre en la búsqueda de experiencias extremas, como señaló en su ensayo *Wanted, A New Pleasure*, de 1931, donde expresa su deseo por placeres derivados de nuevas drogas con tintes místicos capaces de «abolir nuestra soledad como individuos y que pudieran hacer que la vida en todos sus aspectos pareciera no solamente digna de vivirse sino divinamente bella y significante».[1] La exploración reaparece en su novela *Un mundo feliz*, de 1932, donde aparece la droga soma, capaz de inhibir las ilusiones.

Hofmann, el padre de la psicodelia sintetizada

El químico suizo Albert Hofmann explica en su libro *LSD: My Problem Child* que decidió desde niño dedicarse a la química para entender la estructura y la esencia de la materia, y su interés de la infancia por el mundo vegetal lo hizo inclinarse por estudiar los elementos constitutivos de las plantas medicinales. En 1929 comenzó a trabajar en el laboratorio del profesor Arthur Stoll, en la farmacéutica Sandoz (hoy Novartis), en Basilea, centrado en aislar los principios activos de plantas medicinales para sintetizar sustancias puras. Dado que la potencia de estos principios es inestable y está sujeta a variaciones, sintetizarlos permitiría obtener fármacos confiables y cuantificables. Stoll se

1. Incluido en Aldous Huxley, *Music at Night and Other Essays*, Chatto & Windus, Londres, 1957, p. 248.

especializó en plantas con valor reconocido como la dedalera o *Digitalis* (produce digitalina, un glucósido cardiaco), la cebolla albarrana o *Scilla maritima* (que contiene heterósidos cardiotónicos) y el ergot del centeno o cornezuelo del centeno (con efectos vasoconstrictores y sobre la neurotransmisión). Los principios activos de estas plantas se usaban para tratar trastornos delicados como la insuficiencia cardiaca o peligrosas hemorragias, por lo que era necesario emplear dosis exactas. Después de trabajar con la *Scilla*, Hofmann se enfocó en los alcaloides del ergot, del cual ya se había sintetizado una droga, la ergotamina, en 1918, un remedio hemostático empleado en la obstetricia y que también se usa como tratamiento para la migraña. Sin embargo, el ergot había sido abandonado. Stoll le advirtió de la dificultad de trabajar con esos alcaloides: «Son exageradamente sensibles, sustancias que se descomponen fácilmente, menos estables que cualquiera de los compuestos que has investigado [...]».[1] El hongo ergot puede provocar alucinaciones, así como perturbadores efectos físicos: convulsiones, una sensación de ardor y contracciones musculares que pueden hacer al individuo contorsionarse con aparente frenesí. Se ha especulado que este hongo provocaba los episodios de danzamanía o baile de san Vito en la Europa medieval (desde el siglo XIV hasta el XVI) que hacía a grupos de personas bailar descontroladamente hasta desmayarse agotados. La vasoconstricción que provoca esta sustancia era conocida por algunos en la antigüedad ya que se usaba para inducir abortos. De la misma manera podía causar gangrena. Los efectos fueron conocidos como: «*mal des ardents*», «*ignis sacer*», «*heiliges Feuer*», o «fuego de san Antonio». El consumo de estos hongos

1. Hofmann, *LSD: My Problem Child*, cit., p. 7.

112

podría haber sido la causa de este inusual comportamiento colectivo. Algunos explican la conducta de las «brujas» de Salem por el consumo accidental de ergot. De acuerdo con Hofmann, la última epidemia considerable de envenenamiento por ergot ocurrió en el sur de Rusia en 1926-1927.[1]

En la década de los años treinta se determinó la estructura de los alcaloides del ergot, al aislarse su núcleo común, al que llamaron «ácido lisérgico». Esto abrió las puertas a varios desarrollos químicos y médicos, gracias al aislamiento de los principios uterotónicos (fármacos para inducir la contracción o mayor tonicidad del útero) y hemostáticos (que promueven la rápida coagulación sanguínea) del ergot. Este hongo ha sido utilizado desde la antigüedad, como hemos señalado, por parteras para inducir el parto, pero también para detener el sangrado postparto.

Hofmann escribió: «En 1938 produje la sustancia número veinticinco en esta serie de derivados del ácido lisérgico: dietilamida de ácido lisérgico o LSD-25».[2] El número «25» que sigue a las letras se debe a que este fue el vigésimo quinto compuesto que preparó en la serie de amidas de ácido lisérgico LSA –un alcaloide presente en algunos hongos y plantas–. Hofmann explica que sintetizó este compuesto esperando obtener un estimulante circulatorio y respiratorio, porque tenía características químicas similares a otras sustancias analépticas. En las pruebas de laboratorio se detectó que provocaba un efecto en el útero, aunque también hacía que los animales usados en el experimento se mostraran inquietos. Esta sustancia no despertó mucho interés entre los científicos y se abandonaron los ensayos. Tres de las sustancias que Hofmann desarrolló en esa in-

1. Hofmann, *LSD: My Problem Child*, cit., p. 9.
2. *Ibid.*, p. 15.

vestigación mostraron útiles propiedades médicas: dihidroergocristina, dihidroergokryptina y dihidroergocornina. Con ellas se creó un medicamento para la circulación periférica y la función cerebral destinado a pacientes geriátricos: el mesilato ergoloide hydergina, cuyo uso fue suspendido en España en 2013 por el peligro de desarrollar fibrosis o ergotismo.

Sin embargo, Hofmann tenía el presentimiento de que el LSD-25 albergaba alguna particularidad especial. Cinco años después de crearlo decidió volverlo a sintetizar y probarlo de nuevo para ver si poseía propiedades distintas a las que había encontrado inicialmente. A los treinta y siete años, el 16 de abril de 1943, mientras se encontraba en los pasos finales de la purificación y cristalización del ácido lisérgico se vio invadido por extrañas sensaciones. Hofmann informó a su supervisor de que se había visto obligado a detener su trabajo e irse a casa. Apuntó que sintió una gran inquietud combinada con un ligero mareo.

> En casa me acosté y me hundí en un estado similar a la embriaguez nada desagradable, caracterizado por una imaginación extremadamente estimulada. En un estado de ensueño, con los ojos cerrados (la luz del día me resultaba desagradablemente deslumbrante), percibí un flujo ininterrumpido de imágenes fantásticas, formas extraordinarias con un juego de colores intenso y caleidoscópico. Después de unas dos horas, esta condición se desvaneció.[1]

Aparentemente Hofmann absorbió accidentalmente (con toda probabilidad a través de la piel de los dedos) al-

1. Hofmann, *LSD: My Problem Child*, cit., p. 18.

gunos miligramos de LSD y su mente súbitamente se descontroló. Años después en una entrevista para la revista *High Times* dijo que la experiencia había tenido «una agradable calidad de teatro mágico de cuento de hadas».[1] Esto le hizo pensar que debía estudiar la extraordinaria potencia y los extraños efectos de esta sustancia, por lo que optó por experimentar consigo mismo como conejillo de indias el 19 de abril siguiente. Diseñó una serie de experimentos controlados con la cantidad más pequeña posible que pudiera provocar un efecto: 250 microgramos. Cuarenta minutos después de ingerir la sustancia comenzó a sentir mareo, sensación de ansiedad, distorsiones visuales, síntomas de parálisis, deseos de reír. Ese experimento puso en evidencia que el LSD era responsable de la experiencia anterior. Las percepciones alteradas eran del mismo tipo pero mucho más intensas. Decidió irse a casa, pero debido a las restricciones por la guerra, tuvo que hacerlo en bicicleta (de ahí que algunos fanáticos del LSD celebren ese día, el «día de la bicicleta»). La condición se volvió más inquietante, al punto de sentirse amenazado. Le costaba trabajo moverse, mantenerse de pie y hablar, pedía a su asistente que le consiguiera un médico y leche, como antídoto para el envenenamiento. El entorno se volvió aterrador, los objetos familiares eran artefactos monstruosos y la vecina que le trajo la leche, se convirtió en una horrenda bruja con una máscara colorida.

La sustancia con la que había querido experimentar me había vencido. Era el demonio que desdeñosamente triunfó sobre mi voluntad. Me invadió el miedo espan-

1. En «High Times Greats: Interview with Albert Hofmann, The Man Who First Synthesized LSD», 10 de enero de 2020.

toso de volverme loco. Me llevó a otro mundo, a otro lugar, a otro tiempo. Mi cuerpo parecía haber perdido las sensaciones, sin vida, extraño. ¿Estaba muriendo? ¿Era una transición? A veces me creía fuera de mi cuerpo y luego percibía claramente, como un observador externo, la total tragedia de mi situación.[1]

Hofmann perdió el control de sus apuntes y a medida que aumentaba la intensidad de los efectos dudó si alguna vez regresaría a la normalidad. Cuando llegó el doctor lo revisó con incredulidad y encontró sus signos vitales normales aparte de tener las pupilas muy dilatadas. No vio una razón para darle medicamento alguno y lo mandó a descansar. Poco a poco Hofmann bajó del viaje y lo primero que sintió fue gratitud y felicidad por estar de regreso. Esta sensación es paradójicamente un estímulo para volver a usar psicotrópicos aun después de un mal viaje. No son pocos los que han notado que esta explosión del imaginario provocada por la química a partir del hongo del centeno coincidió con el desarrollo y el uso de la bomba atómica, que generaba un «hongo», que cambió la naturaleza de la guerra y el orden político mundial. Esta «sincronía cósmica» como la han llamado algunos nos ofrece una suerte de yin y yang tecnológico en un tiempo de catástrofes y gran fertilidad creativa.

Años después Hofmann interpretó esa experiencia como haber recibido conocimiento de un número infinito de realidades. Lo describió así:

Me di cuenta de que la profundidad y la riqueza del universo interior y exterior son inconmensurables e in-

1. Hofmann, *LSD: My Problem Child*, cit., p. 21.

agotables, pero que tenemos que regresar de estos mundos extraños a nuestro mundo y vivir aquí en la realidad que nos brindan nuestros sentidos normales y saludables. Es como los astronautas que regresan de vuelos al espacio exterior y deben reajustarse a este planeta.[1]

Hoffmann concluyó que no existía otra sustancia psicoactiva comparable al LSD, el primer compuesto manufacturado capaz de producir efectos de gran intensidad con dosis de algunos microgramos; sin duda se trataba del fármaco psicotrópico más poderoso. El LSD resultó ser cien veces más potente que la psilocibina y entre cinco mil y diez mil veces más activo que la mescalina. Pero Hofmann notó algo más: podía recordar con todo detalle la experiencia por lo que la función de registro de memoria de la consciencia no se alteraba ni detenía bajo el efecto de este psicoactivo, ni aún en el clímax de la experiencia cuando el contacto con la realidad y el ser se desmoronaba. Además, a pesar del efecto, no producía una cruda o resaca, sino que al contrario uno se sentía en excelente estado físico y de ánimo. «Todo se experimentaba como completamente real, como una realidad alarmante; alarmante porque la imagen de lo otro, de la realidad cotidiana y familiar se conservaba completamente en la memoria para compararla».[2] Inmediatamente Hofmann entendió que el LSD-25 tenía un enorme potencial para ser usado como fármaco en neurología y psiquiatría, pero esos no eran campos que conociera tan bien. No imaginó entonces que se volvería una popular droga recreativa ni mucho menos

1. «High Times Greats: Interview With Albert Hofmann, The Man Who First Synthesized LSD», cit.
2. Hofmann, *LSD: My Problem Child*, cit., p. 25.

que ofrecería experiencias místicas y visionarias. La invención del LSD provocó en gran medida un gran interés en descubrir el funcionamiento de los receptores en el cerebro para explicar cómo era posible que unos pocos microgramos de una sustancia pudieran causar un efecto tan grande e intenso, por lo que, como señala Michael Pollan, Hofmann desempeñó un papel determinante en el avance de la ciencia moderna del cerebro.[1]

El efecto del LSD consiste en estimular centros del sistema nervioso simpático y se ha detectado que bloquea el efecto de la serotonina. Se creía que eso era el motivo de sus efecto psicotrópicos, pero se ha demostrado que otros derivados del LSD que no tienen propiedades psíquicas inhiben también el efecto de la serotonina. Se sabe que el LSD se concentra en el hipotálamo, el centro emocional del cerebro y la región donde se produce la serotonina. La mayoría de los centros receptivos de la dopamina en el cerebro son activados por el LSD. Aún no se ha podido explicar cómo funcionan esta y otras drogas psicotrópicas, y sin duda al experimentar con ellas se han descubierto numerosas funciones desconocidas. Hofmann fue responsable no solamente de sintetizar y experimentar en mente y carne propias los efectos de la dietilamida de ácido lisérgico o LSD-25, sino también de haber liderado al equipo que identificó, nombró y sintetizó la psilocibina. Asimismo, demostró que las estructuras químicas de estas sustancias presentaban muchas similitudes.

Una vez confirmados los efectos del LSD por colegas del laboratorio, procedieron a experimentar con animales. No es una tarea fácil, ya que no es evidente cómo hay que evaluar efectos psíquicos en otras especies. Así, vieron

1. Michael Pollan, *How to Change Your Mind*, cit., p. 47.

que en un grupo de chimpancés en una jaula, el sujeto del experimento aparentemente dejaba de respetar las leyes jerárquicas del grupo y eso causaba inquietud en los demás; los gatos no atacaban o temían a los ratones, contemplaban el aire o salivaban; los peces nadaban en posturas inusuales; y las arañas tejían sus telarañas con extrañas alteraciones. También se probaron la toxicidad y la dosis letal en varias especies de animales, y se especuló sobre la de los humanos. Puede matar ratones con dosis de 50 a 60 miligramos por kilogramo del animal, ratas con 16,5 miligramos por kilogramo, conejos con 0,3 miligramos por kilogramo y elefantes con 0,06 miligramos por kilogramo. Lo más sorprendente de estos experimentos es que hayan sacrificado a un elefante para una prueba que revelaba tan poco: que el mamífero terrestre más grande es mil veces más vulnerable a la toxicidad del LSD que un ratón. De cualquier manera, las muertes por uso de LSD han sido usualmente resultado de efectos psíquicos impredecibles que provocaron suicidios y accidentes, y no de su toxicidad.

Entre 1949 y 1951 Hofmann organizó varias sesiones de LSD en casa para estudiar la importancia del entorno en el carácter de la experiencia. Hofmann era un gran admirador de Ernst Jünger a quien contactó y pudo conocer a través de amigos mutuos. Jünger había experimentado con varias drogas, incluida la mescalina, por lo que aceptó la invitación a probar el LSD. Temeroso de que el viaje pudiera ser demasiado intenso, el químico le ofreció una primera dosis muy leve, de 0,05 miligramos. Este fue el primer experimento que no estaba centrado en una búsqueda psiquiátrica sino creativa. La experiencia fue muy agradable y al final Jünger dijo que «comparado con el tigre de la mescalina, su LSD es después de todo, únicamente un gato doméstico».[1] Esto debió de haber ofendido a Hofmann, que en su libro no pierde la oportunidad de aclarar que después de otras experiencias Jünger corrigió esa apreciación. En su correspondencia Jünger escribe que estas experiencias deben llevarse a cabo en círculos pequeños y que no está de acuerdo con Aldous Huxley en que la transcendencia deba ser ofrecida a las masas. Según Hoffman, Huxley creía que los alucinógenos podían engendrar una

> humanidad con capacidades espirituales altamente desarrolladas, con la consciencia expandida para entender la profundidad y la incomprensible maravilla del ser [...] podrían dar a la gente que carecía del don de la percepción visionaria espontánea que poseen los místicos, los santos y los grandes artistas, el potencial para experimentar este extraordinario estado de conciencia, y por tanto alcanzar la visión del mundo espiritual de esos creadores.[2]

Más que encontrar la fórmula para el viaje perfecto, Hofmann comprobó lo impredecible que podía ser exponerse a una sustancia psicotrópica, ya que aún en las mejores condiciones –un lugar perfecto, comodidad, belleza natural, compañía excepcional y expectativas positivas– podía uno caer en una situación angustiante, de terror o depresión. Es claro que los efectos a menudo reflejan la sugestión y las expectativas. Si la sustancia se toma con la idea de que será una experiencia mística, una aventura rebelde, una mirada a la consciencia planetaria, una probada de la

1. Hofmann, *LSD: My Problem Child*, cit., p. 135
2. *Ibid.*, p. 155

120

locura, es probable que los efectos coincidan con esas ideas. Hofmann consideraba que la vinculación de las drogas psicodélicas con las experiencias religiosas se debe en gran medida a las expectativas del consumidor, que equivalen a la autosugestión: si eso es lo que buscan, a menudo lo obtienen. Pero también pensaba que:

> Otra razón para la incidencia de las experiencias religiosas es el hecho de que el núcleo mismo de la mente humana está conectado con Dios. Esta raíz más profunda de nuestra conciencia, que en el estado normal está oculta por las actividades racionales superficiales de la mente, puede revelarse por la acción de la droga psicodélica.[1]

Las experiencias con psicotrópicos sin duda tienen que ver con las expectativas, como señala Pollan:

> Ninguna otra clase de drogas tiene efectos más relacionados con la sugestión. Debido a que las experiencias de Hofmann con LSD son las únicas que tenemos que no están contaminadas por recuentos anteriores, es interesante notar que no exhibían los sabores orientales ni cristianos que pronto se convertirían en convenciones del género.[2]

Una vez que Sandoz decidió comercializar el LSD, lo rebautizó como Delysid (Tartrato de dietilamida del ácido D-lisérgico): comprimidos recubiertos de azúcar que con-

---

1. «High Times Greats: Interview With Albert Hofmann, The Man Who First Synthesized LSD», cit.
2. Pollan, *How to Change Your Mind*, cit., p. 47.

tenían 0,025 mg (25 µg) y ampolletas de 1 ml con una dosis de 0,1 mg para administración oral. Se advertía al público:

> La administración de dosis muy pequeñas de Delysid (1/2-2 µg/kg de peso corporal) produce alteraciones transitorias del afecto, alucinaciones, despersonalización, revivir recuerdos reprimidos y síntomas neurovegetativos leves. El efecto se inicia después de 30 a 90 minutos y generalmente dura de 5 a 12 horas. Sin embargo, los trastornos afectivos intermitentes pueden persistir ocasionalmente durante varios días.

Y las precauciones eran:

> Las condiciones mentales patológicas pueden ser intensificadas por Delysid. Es necesaria una precaución especial en sujetos con tendencia suicida y en aquellos casos en los que un desarrollo psicótico parezca inminente. La responsabilidad psicoafectiva y la tendencia a cometer actos impulsivos pueden durar ocasionalmente algunos días. Delysid solo debe administrarse bajo estricto control médico. La supervisión no debe suspenderse hasta que los efectos de la droga hayan desaparecido por completo.

La farmacéutica Sandoz invirtió en el LSD aun sabiendo al parecer que no tendría un gran valor comercial a pesar de sus extraordinarias características como herramienta para investigar las funciones del cerebro y quizá producir efectos para estudiar y eventualmente curar desequilibrios mentales. Sin embargo, en buena medida el Delysid era un medicamento en busca de un uso. Por lo que Sandoz decidió entre 1949 y 1966 consultar a la comunidad médica en busca de ideas para su aplicación comercial. De tal manera ofrecían LSD en grandes cantidades y de forma gratuita, así como asesoría técnica e incluso apoyo financiero a investigadores clínicos, académicos y especialistas que desearan probar su utilidad y empleo. Esta fue la primera gran oleada de investigación con sustancias psicotrópicas, ya que además Sandoz no exigía muchas pruebas de la legitimidad del trabajo de los solicitantes.

La primera revolución del LSD

Debido a que esta sustancia parecía imitar los estados de psicosis resultó muy atractiva para los psiquiatras y psicólogos como herramienta de estudio de los desórdenes de la mente. La lógica dominante era que aunque no pudiera curar a nadie por lo menos podía ser usada como un modelo para entender lo que sucedía en una mente psicótica o esquizofrénica, así como alterada por la adicción. Por esa razón el primer nombre que se les dio a los efectos del LSD y por extensión de los psicotrópicos fue «psicotomiméticos», pensando que podían mimetizar o imitar los síntomas de la psicosis. El psiquiatra británico Humphry Osmond (1917-2004), uno de los pioneros en investigar el papel de la química del cerebro en las enfermedades mentales, fue fundamental en el desarrollo de la neuroquímica en la década de los cincuenta. En 1951 asumió el puesto de subdirector de psiquiatría en el hospital mental Weyburn, de Saskatchewan, Canadá. Osmond y su colega Abram Hoffer investigaron la posibilidad de provocar una simulación de *delirium tremens* a alcohólicos con una sola dosis heroica de LSD, con la idea curarlos de esa adicción. A partir de 1953, y a largo de una década, usaron psicoterapia LSD en una sola dosis grande y en unos setecientos pacientes, y reportaron haber tenido éxito entre el cuarenta y el cuarenta y cinco por ciento de los casos. Para el año 1960 habían tratado a cerca de dos mil pacientes en ese programa. Curiosamente las experiencias de los pacientes rara vez eran aterradoras, sino que en muchos casos eran maravillosas epifanías espirituales de autodescubrimiento y revelación. El gobierno provincial de Saskatchewan, donde se llevaron a cabo los experimentos, quiso adoptar esa terapia y volverla el estándar para tratar la adicción, pero algunos dudaron y cuestionaron los resultados. La Fundación para la Investigación de la Adicción de Toronto decidió reproducir las pruebas, pero bajo sus propias condiciones, más rigurosas y supuestamente más científicas que las de Osmond y Hoffer. En vez de una persona que acompañara al paciente en el viaje emplearon a varios vigilantes, instruidos para no intervenir, en un ambiente clínico, a veces atando las manos de los pacientes y usando vendas para los ojos. Estas condiciones sí provocaron numerosos casos de paranoia, ansiedad y malos viajes que hicieron que los críticos de esta terapia concluyeran que era inútil, como cuenta Pollan.[1] No obstante, lo que verdaderamente demostraron estos dos experimentos fue la importancia de las condiciones en que se llevan a cabo, el escenario (la preparación mental) y el entorno (un ambiente cómodo, seguro en el que alguien ofrezca apoyo), lo que en inglés se denomina «*set and setting*».

Otra aportación a la terapia vino de un personaje un tanto insólito, Alfred Matthew Hubbard, alias Captain Trips (1901-1982), que fue inventor, contrabandista, trafi-

---

1. Pollan, *How to Change Your Mind*, cit., p. 294.

cante de uranio, marinero, empresario, espía nacido en Kentucky y nacionalizado canadiense para escapar de la justicia estadounidense. Hubbard era, además, un católico devoto con una educación de tercer grado de primaria que andaba siempre armado y que tuvo su primer viaje de LSD en 1951, y que se convirtió en uno de sus más apasionados promotores. Solicitó a Hofmann una cantidad enorme de LSD con el fin de «liberar la consciencia humana» y distribuyó probablemente seis mil viajes de ácido, enfocándose en personalidades con poder económico o político. Hubbard quería cambiar el mundo desde arriba hacia abajo, por lo que necesitaba que sus sujetos tuvieran influencia y poder. Aunque se hizo millonario y tenía aviones, un yate e incluso una isla, sintió que su misión era involucrarse en el evangelio del LSD, por lo que contactó a Osmond. En una comida fue precisamente él quien sugirió que la terapia con LSD o mescalina consistiera en una única dosis. Por otro lado, el psiquiatra Ronald A. Sandison propuso la terapia psicolítica, que consistía en muchas dosis pequeñas y crecientes de LSD, acompañadas también de psicoterapia. Fue Hubbard quien puso el énfasis en el escenario y el entorno (contexto, configuración, decoración y atmósfera) del lugar donde se llevaba a cabo el viaje. Su influencia perdura hasta las salas de tratamiento de la actualidad y en realidad, como apunta Pollan, se trata de una actualización de una de las herramientas básicas del chamán, que emplea decorado, objetos, música o patrones rítmicos para manipular a un sujeto que se encuentra extremadamente sugestionable y ayudarlo a curarse. Hubbard también conoció a Wasson, a Cohen y a la mayoría de los terapeutas, científicos y profetas del naciente culto de las sustancias psicodélicas, y fue él quien le dio su primer viaje de LSD a Huxley.

Entre mediados de los años cincuenta y mediados de los sesenta del siglo pasado hubo mucha actividad científica y terapéutica con psicotrópicos (alrededor de cuarenta mil pacientes tratados con diferentes terapias con LSD), seis encuentros internacionales de investigadores y académicos, alrededor de mil publicaciones científicas, varios gobiernos financiaron experimentos con estas sustancias, en particular con la «nueva maravilla farmacéutica» que era el LSD. Buena parte de estas conferencias, experimentos y artículos ofrecían perspectivas muy optimistas de la efectividad de estas drogas para tratar una variedad de trastornos y enfermedades: adicciones, depresión, alcoholismo, ansiedad, neurosis, esquizofrenia, e incluso autismo en niños y comportamiento obsesivo-compulsivo, entre otros. Pero tal vez los métodos parecían un tanto improvisados y en ocasiones la seriedad de los estudios se veía comprometida por la actitud y a veces por la propia participación de los investigadores en los experimentos.

William Griffith Wilson (1895-1971), conocido como Bill W., el fundador de Alcohólicos Anónimos, quiso emplear terapia con LSD supervisada como parte de la cura para el alcoholismo en la década de los cincuenta. Wilson se curó de su adicción con belladona, un alcaloide alucinógeno que le administraron en 1934 en un hospital en Nueva York. Dos décadas más tarde Wilson se enteró del trabajo de Osmond y Hoffer y los contactó para ver si era posible llevar a cabo sesiones como las que ellos habían realizado. Wilson tuvo varias sesiones de LSD con Sidney Cohen (1910-1987), un médico internista que realizaba experimentos con esa sustancia y que fue considerado en su tiempo como la máxima autoridad en drogas psicoactivas. Wilson trató de convencer a la junta directiva de AA de incorporar las técnicas el LSD para liberarse de la adicción, pero esta se opuso a experimentar con esa sustancia. Resulta curioso imaginar qué habría ocurrido si AA hubiese decidido tratar a sus miembros con ácido lisérgico. Cohen, junto con un grupo creciente de terapeutas que incluía a Oscar Janiger y Betty Eisner entre otros, trató a artistas y celebridades como Stanley Kubrick, André Previn, Jack Nicholson, Anaïs Nin, James Coburn y Cary Grant. Estas sesiones se volvieron un enorme negocio: llegaba a cobrar alrededor de quinientos dólares para suministrarles unas dosis de LSD que Sandoz repartía de manera gratuita. Grant en particular dio una famosa entrevista a la revista *Look*, en septiembre de 1959, donde contaba cómo esta sustancia lo había ayudado a encontrar la paz interior que había buscado por mucho tiempo. Aseguraba que le había desvanecido el ego y curado el narcisismo, con lo que su potencial como actor había crecido. No obstante, el actor se retractó de estas declaraciones hechas al periodista Joe Hyams, debido a que estaba promoviendo la película *Operation Petticoat* (en México llamada *Sirenas y tiburones* y en España *Operación Pacífico*) y temía que el público reaccionara de manera negativa. Hyams ignoró a Grant y publicó el artículo, con lo que se desató un frenesí entre la gente que deseaba recibir tratamiento con LSD o que simplemente buscaba conseguir dosis legales o en el mercado negro. La demanda por la sustancia se disparó. En ese boom del ácido lisérgico el paradigma de que el LSD era psicotomimético se colapsó. Cohen, por su parte, comenzó a cuestionar el fenómeno de la popularización del LSD y el hecho de que se estuviera convirtiendo en un entretenimiento, al tiempo en que su uso se alejaba de la ciencia. La terapia, para bien o para mal, parecía estar derivando hacia el chamanismo, la espiritualidad y cierta forma de religiosidad *new age avant la lettre*.

Después de su experiencia con los alcohólicos, Osmond decidió que el término «psicotomimético» debía ser reemplazado porque no abarcaba todo el espectro de las experiencias que proporcionaba el LSD y por tanto era un nombre inadecuado. Así, comenzó a buscar un término más apropiado que lograra explicar la totalidad de los efectos de las sustancias psicotrópicas. Osmond conoció a Aldous Huxley en 1953, cuando después de mantener una relación por correspondencia, aceptó ir a Los Ángeles para suministrarle una dosis de mescalina. Después de ese viaje Huxley escribió *Las puertas de la percepción*. Osmond le preguntó en 1956 al escritor, que también había probado el LSD, si se le ocurría un mejor nombre para esas sustancias. Huxley estaba convencido de que la asociación de los alucinógenos con la psicosis era equivocada y engañosa, ya que desprestigiaba a unas sustancias que producían visiones místicas y extáticas. El autor de *Un mundo feliz* le propuso por medio de un verso la palabra «*phanerothyme*» (de «*phaneroin*»: revelar y «*thumos*»: el alma) o fanerotima.

> *To make this mundane world sublime*
> *Just half a gram of phanerothyme.*

[Para hacer sublime a este mundo ordinario,
basta medio gramo de fanerotima.]

A Osmond, el término le pareció bello y evocativo, aunque pensó que era difícil de memorizar, que no reflejaba la totalidad de la experiencia y que estaba demasiado inclinado hacia el elemento espiritual. La experiencia no siempre se traducía en una revelación del alma, pero sin duda sí se producían alteraciones de la psique. «Yo quería una palabra que sugiriera trascendencia de alguna manera espléndida. Encontré *delis*: revelar. Y al juntar los dos términos se me ocurrió: *psicodelia*».[1] Osmond respondió también con otra rima:

> *To fall in hell or soar Angelic.*
> *You'll need a pinch of psychedelic.*

> [Para caer al infierno o volar como un ángel necesitas una pizca de psicodélico.][2]

El término, que en aquel momento no cargaba con el pesado bagaje hippie, reflejaba la manifestación o expansión de la mente y fue presentado en una conferencia por primera vez en 1957. Con el tiempo, como sabemos, esa palabra pasó a asociarse no solo a las sustancias psicoactivas que provocaban ese estado, sino también a los productos culturales relacionados con su uso: música, arte, literatura, moda y demás.

El hijo problemático

Hofmann llegó a creer que el LSD ofrecía una oportunidad a la cultura de romper con la racionalidad materialista que había empobrecido emocional y espiritualmente a la humanidad y especialmente a los jóvenes. Sin embargo, pasó del orgullo de haber descubierto un fármaco con un poten-

1. Citado en Federico Soldani, «The Birth of Psychedelic», en *PsyPolitics*, 10 de mayo de 2021.
2. H. Osmond y J. Agel, *Predicting the Past*, Macmillan, Nueva York y Londres, 1981.

cial increíble y cuyos efectos no se parecían a nada que existiera, a sentirse desolado por lo que había desencadenado.

Esta alegría de haber engendrado el LSD se vio empañada después de más de diez años de investigación científica y uso medicinal ininterrumpidos cuando el LSD fue arrastrado por la gran ola de una manía de embriaguez de drogas que comenzó a extenderse por el mundo occidental, sobre todo Estados Unidos, a fines de la década de 1950.[1]

Paul McCartney declaró: «Si los políticos tomaran LSD, no habría más guerra, pobreza ni hambre».[2] La popularización callejera y en numerosos circuitos del uso del LSD como droga recreativa tuvo obviamente consecuencias, como accidentes y casos de psicosis por uso inmoderado. El ácido lisérgico 25 pasó a convertirse en el hijo problemático de Hofmann y de Sandoz. El químico escribió que estaba destinado a los artistas, pintores y escritores, pero jamás imaginó que despertaría un interés semejante entre el gran público ni que la gente se lanzaría a consumirlo sin supervisión médica. Sin embargo, en varios medios de comunicación, especialmente revistas, comenzaron a aparecer artículos de periodistas que se habían ofrecido como voluntarios para experimentar con LSD o bien reportajes sobre el uso de esta droga por celebridades que parecían tener la finalidad de popularizar su uso. La euforia del LSD-25 siguió creciendo especialmente entre 1964 y 1966, y comenzaron a multiplicarse las notas sensacionalistas en la prensa para

1. Hofmann, *LSD: My Problem Child*, cit., p. 61.
2. Citado por Henrik Dahl en «Apolitical Pharmacology: From Altruism to Terrorism in Psychedelic Culture», en *The Oak Review*.

desatar el pánico moral al insistir en casos de locura, suicidios, crímenes y destrozos cometidos bajo el efecto de esta droga. En 1965, los laboratorios Sandoz, temiendo posibles demandas legales y el desprestigio que podía acarrearles la campaña anti LSD, decidieron suspender su distribución y producción para poner fin al consumo recreativo y contener una «seria amenaza a la salud pública». También abandonaron la producción de psilocibina y psilocina, así como de cualquier otra sustancia con propiedades alucinógenas. Aparentemente, en 1966 entregaron todas las existencias restantes al gobierno estadounidense (que, como sabemos ahora, las utilizó para fines no muy éticos ni dignos).

El ejército estadounidense, así como la CIA, descubrió este potencial y quiso también experimentar con los usos que podría darle como suero de la verdad, droga incapacitante, arma psíquica no letal y herramienta de control mental. El ejército envió a un agente a Sandoz para hablar con Hofmann acerca de los procedimientos para producir grandes cantidades de LSD. Las intenciones militares para el empleo de este compuesto no eran un secreto. Si bien Sandoz en sus inicios proveía LSD a la FDA (Administración de Alimentos y Medicamentos de Estados Unidos), que a su vez se encargaba de distribuirlo a institutos e investigadores, aparentemente no tuvo ningún problema ético o moral al empezar a suministrarlo a la CIA, el ejército y otras organizaciones de inteligencia y espionaje. Eran los tiempos de la Guerra Fría y los soviéticos también estaban interesados en el potencial del LSD, así que comenzaron a producirlo.

Paralelamente a los experimentos militares con esta y otras sustancias psicotrópicas, durante la década de los sesenta cientos de miles de estadounidenses probaron LSD sintetizado y vendido clandestinamente, que comenzaba a llamarse «ácido» en la cultura popular. Esto marcó el inicio de una erupción psicodélica que el gobierno estadounidense quiso controlar. En consencuencia, en 1966 el Congreso prohibió el consumo de LSD y la FDA forzó la suspensión de los proyectos de investigación académicos y comerciales. Hofmann trató de defender a su «hijo problemático»:

> Los efectos psíquicos del LSD, que se producen con unas cantidades mínimas de esta sustancia, son demasiado significativos y multiformes para ser explicados por alteraciones tóxicas de la función cerebral. Si el LSD actuara solo a través de un efecto tóxico en el cerebro, entonces las experiencias con LSD tendrían un significado completamente psicopatológico, sin ningún interés psicológico o psiquiátrico. Por el contrario, es probable que las alteraciones de la conductividad nerviosa y la influencia sobre la actividad de las conexiones nerviosas (sinapsis), que han sido demostradas experimentalmente, tengan un papel importante.[1]

Después de una serie de testimonios ante el Congreso, la FDA envió cartas a cerca de sesenta investigadores que empleaban sustancias psicodélicas para ordenarles que detuvieran su trabajo. La única excepción conocida fue el Centro de Investigación Psiquiátrica de Maryland, que siguió experimentando en el tratamiento de la esquizofrenia, el alcoholismo y la angustia de pacientes de cáncer en fase terminal, hasta 1976. La idea de suministrar sustancias psicodélicas a pacientes con cáncer y otras enfermedades terminales la puso en práctica Aldous Huxley consigo mismo, que esperaba así volver más espiritual y menos fisiológica la experiencia de morir. La mañana del 22 de noviembre de

1. Hofmann, *LSD: My Problem Child*, cit., p. 50.

1963, Huxley, que padecía de cáncer en la garganta en estadio terminal y ya no podía hablar, le escribió un mensaje a su esposa, Laura, pidiéndole una inyección de LSD de 100 miligramos. Desobedeciendo las indicaciones del médico, ella obtuvo esa dosis del fármaco y se la administró. De esa manera, según relataría ella misma, el escritor murió apaciblemente.

En Estados Unidos, en 1970 la mayoría de las drogas se prohibieron cuando fue aprobada la Ley de Sustancias Controladas. El LSD y la psilocibina fueron clasificadas como sustancias «Schedule 1» (el primer grupo en peligrosidad), con un alto potencial de abuso y sin uso médico reconocido. No obstante, parece que las suspensiones y cierres de proyectos no sucedieron todos al mismo tiempo, sino que fue un proceso un tanto gradual, en el que cada vez era más difícil recibir fondos, aprobación y becas de las instituciones, de manera que las líneas de investigación y los laboratorios se fueron cerrando y quedando poco a poco a la deriva y sin apoyo.

Arte y patrones psicodélicos

Uno de los pioneros en la investigación de los significados y patrones de las alucinaciones producidas por efectos psicodélicos fue el psiquiatra francés Jacques-Joseph Moreau (1804-1884), miembro del Club des Hashischins (grupo formado en París por exploradores de los efectos de las drogas, entre quienes figuraron Victor Hugo, Alexandre Dumas, Charles Baudelaire, Gérard de Nerval, Honoré de Balzac, Paul Verlaine y Arthur Rimbaud). En 1845, Moreau encontró que la naturaleza estructural de las alucinaciones era muy similar o la misma para un amplio rango de experiencias de alteraciones mentales, desde algunos padecimientos hasta el efecto del hachís, la belladona y otros. En 1880 Paul-Max Simon publicó *Une manière nouvelle d'envisager les hallucinations psychiques et l'incohérence maniaque: les invisibles et les voix* (Una nueva manera de contemplar las alucinaciones psíquicas y la incoherencia maníaca: los invisibles y las voces), donde señala la aparición repetitiva y constante de ciertos patrones e imágenes. Louis Lewin también reconoció las similitudes entre las imágenes producidas por diferentes sustancias y aquellas surgidas de ciertos trastornos mentales.

Heinrich Klüver, que estaba más interesado en la estructura que en el contenido de las alucinaciones, estudió sus propios viajes y los testimonios de otros para detectar motivos recurrentes. Klüver consideraba que había cuatro tipos esenciales de alucinaciones elementales que llamó «constantes de formas»: la primera la define comparándola con rejillas, celosías, calados, filigranas, panales o tableros de ajedrez; la segunda es telaraña; la tercera semeja un túnel o cono (lo que suele implicar que uno deja de observar simplemente para ser parte de la alucinación o participar en ella al ser absorbido por las imágenes); y por último habría la forma espiral, que es muy parecida a la anterior, pero que además de girar parece jalar al observador hacia el interior. También documentó que en la experiencia alucinógena estas «constantes de forma proporcionaban campos de imágenes dispuestas simétricamente que se multiplicaban hasta el infinito, lo que ahora reconocemos como proliferación fractal», apunta Deveraux.[1] Años después el profesor de psiquiatría Mardi Jon Horowitz estudió las formas producidas bajo el efecto de sustancias psicotrópicas y llegó

1. Deveraux, *The Long Trip*, cit., p. 147.

a conclusiones similares a Klüver, con lo que propuso que la universalidad de las mismas se debía a las propias características del sistema óptico: la estructura anatómica del ojo, las venas, la retina y la región cortical primaria del cerebro que se encarga de procesar la información visual.[1] Ahora bien, es necesario considerar que la universalidad de las alucinaciones también puede obedecer a una manera uniforme de interpretar efectos que se deba a la perspectiva cultural de quien evalúa.

No hay duda que la revolución psicodélica de los años sesenta significó una explosión creativa en todos los dominios culturales, como quedó de manifiesto en la música, las artes plásticas, el cine, la moda y la literatura. Las representaciones del mundo quedaron transformadas para siempre después de que los artistas experimentaran masivamente con drogas psicodélicas. Por supuesto que hay una imagen popular de la psicodelia derivativa y redundante, como el trabajo del «artista místico y visionario» Alex Grey y otros que han intentado hacer representaciones literales de los efectos visuales y sensoriales de las drogas en diferentes formatos. Hay un estilo de arte psicodélico que trata de imitar las reverberaciones de colores, las ondas que se extienden más allá de los cuerpos y superficies, ocupando el espacio como eco visual, que es muy pobre. Si bien hay obras maestras de la psicodelia, la mayor parte del trabajo creado bajo el efecto de los psicodélicos es «de carácter rudimentario», señala Hofmann. Más que obras valiosas estéticamente o por sus propios méritos, en buena medida son mapas de las estructuras mentales profundas del autor y al sumarse configuran un mapa del imaginario del *Zeitgeist*. Se podría pensar que las visiones y cambios de percepción

1. Deveraux, *The Long Trip*, cit., p. 147.

fuesen demasiado para permitir la creación libre bajo los efectos de psicodélicos, aunque también se puede coincidir con el análisis que hizo el periodista Josiah Lee Auspitz en *The Harvard Review*, en 1963, en los albores de la revolución psicodélica: «Arthur Hoener, un artista local, proporciona pinturas de antes y después para mostrar cómo la psilocibina lo transformó. Si antes de la droga era un artista metódico y mediocre, después se transformó en un artista espontáneamente mediocre».[1]

Leary y la provocación estrepitosa

En 1960, motivado por el artículo de Wasson en *Life*, Timothy Leary (1920-1996), quien había sido contratado un año antes para ser profesor en Harvard, viajó a «la ciudad de la eterna primavera», Cuernavaca, México, a una hora de la capital. Allí, a la orilla de una piscina, comió siete hongos, los cuales le provocaron un viaje que le cambió la vida. A su regreso a Harvard abandonó sus líneas de estudio y su programa de investigación para concentrarse en el Psilocybin Project al lado de su colega el doctor Richard Alpert (quien en 1967 viajó a la India, donde su gurú lo rebautizó Ram Dass). Leary era brillante, carismático, siempre sonriente, atractivo y cínico. En su tiempo como director de investigación psiquiátrica en el hospital Kaiser de Oakland llevó a cabo un experimento muy poco ético. Separó a un número de pacientes que buscaban atención en dos grupos: a uno le ofreció el tratamiento estándar y a otro no le dio nada. Después de un año, la tercera parte de

1. Josiah Lee Auspitz, «Editorial», en *The Harvard Review*, 27 de marzo de 1963.

los pacientes estaba peor, otra tercera parte había mejorado y la otra tercera parte estaba igual, sin importar si habían recibido o no servicios psiquiátricos. Esto fortaleció su escepticismo y su visión desencantada de la ciencia médica.

Leary y Albert comenzaron una serie de experimentos en 1963 con LSD y psilocibina en estudiantes, amas de casa, artistas, escritores, psicólogos, veteranos y pacientes, en ambientes que parecían más fiestas que experimentos, y a menudo ellos participaban tomando ácido también. Tenían planes muy ambiciosos para el uso de esos psicotrópicos: desde reintegrar presos a la sociedad (algo que hicieron junto a Ralph Metzner, uno de sus estudiantes, siguiendo su inspiración, y que terminó con resultados controvertidos y poco fiables en el Experimento de la Prisión de Concord), hasta ofrecer experiencias místicas a religiosos y teólogos, así como incentivar la creatividad de artistas con experiencias de LSD. Para ello Leary solicitó a Sandoz cien gramos de LSD (un millón de dosis) y veinticinco kilogramos de psilocibina (2,5 millones de dosis). En los tres años que duró el proyecto, Leary y Alpert publicaron algunos artículos académicos, pero sus resultados científicos fueron prácticamente nulos. Sus métodos distaban mucho de ser convencionales y Leary se convirtió en un fervoroso propagandista del uso de los psicotrópicos como medio de iluminación espiritual. Sandoz no les procuró aquel inmenso suministro y tanto Leary como Alpert fueron despedidos de Harvard (los únicos profesores que fueron corridos de esa institución en el siglo XX): Alpert por violar el acuerdo de no dar drogas a estudiantes de licenciatura y Leary por «no haber estado a la altura de sus obligaciones como profesor». En realidad la causa fue que la institución no podía seguir tolerando la atmósfera que generaron unos experimentos con drogas que tenían más un carácter festivo que científico. El escándalo que provocó su partida fue un anticipo del pánico moral y la prohibición de los alucinógenos que vendrían poco después. Leary, a quien Allen Ginsberg llamó «un héroe de la consciencia americana», se volvió un militante de la revolución cultural, lanzando consignas como: «¿Quién decide cuál es el rango y los límites de tu consciencia?». Aun así, paradójicamente, el movimiento beat recibía por lo menos una parte de sus suministros de LSD y otros alucinógenos de la planta de Sandoz en Nueva Jersey, a través de la CIA. De esa manera la contracultura sirvió como conejillo de indias para el aparato de espionaje y vigilancia. Ese fue el ensayo de la revolución psicodélica. Al mismo tiempo, los cuerpos policiales comenzaron a arrestar y a encarcelar a miles de consumidores de drogas, inflando de manera descomunal la población de las cárceles en lo que, andando el tiempo, se llamaría la Guerra contra las Drogas, un escandaloso fracaso político y una catástrofe social.

Leary creía en una terapia de shock psicodélica nacional y mundial. No estaba dispuesto a negociar ni a considerar concesiones, por lo que fundó la International Federation for Internal Freedom (Federación Internacional para la Libertad Interna) que más tarde crearía un centro de investigación en Zihuatanejo, en la costa del estado mexicano de Guerrero, hasta que el gobierno los expulsó. El objetivo de esta federación era «introducir el mayor número posible de estadounidenses a los "psicodélicos fuertes" para cambiar el país cerebro a cerebro».[1] El número de consumidores que tenía en mente era de cuatro millones, para cambiar la sociedad en 1969. Como anticiparon muchos, tanto aliados como enemigos, sacar el uso de las sustancias psico-

1. Pollan, *How to Change Your Mind*, cit., p. 361.

délicas del contexto universitario y clínico para llevarlo a las calles sin control era una receta para desatar la represión.

Para Leary la revolución cultural tendría que venir de la liberación que ofrecía el uso de estas sustancias. Supo que lo más importante era difundir su idea de proyecto, aprovechando el morbo, la curiosidad y el temor de los medios de comunicación masivos. Así, logró aparecer en programas televisivos y radiofónicos lanzando mensajes estridentes y provocadores sobre la magia de los hongos y el LSD. Su fervor lo retrataba como un predicador de la contracultura que otorgaría acceso al paraíso y orgasmos ilimitados a los consumidores de psicotrópicos. La promesa era que estas sustancias ofrecían experiencias iniciáticas que no tenían paralelo con las vivencias de otras generaciones y que marcaban una ruptura con los ritos de paso históricos al abrir una ventana a nuevas formas de percepción con un mínimo esfuerzo. Nada podía crear más pánico entre los adultos y las instituciones que ver a los jóvenes interesados en este evangelio psicodélico, que los llevaba hacia mundos totalmente ajenos a su experiencia, convicciones e ideas de orden social. Las intensas experiencias psicodélicas no eran resultado únicamente de un efecto farmacológico de las sustancias, sino de las impredecibles consecuencias de la disolución temporal del ego, que puede ser la clave para cambiarle a uno la mente, como señala Michael Pollan.[1]

Sin duda esta revolución fue un fenómeno que, por lo menos en sus inicios, involucró principalmente a hombres jóvenes, blancos y con educación universitaria. Obviamente era un reflejo de las políticas raciales y de género de los años sesenta en Estados Unidos. Las sustancias psicodélicas se usaron para diferentes fines: la CIA y las agencias de espio-

1. Pollan, *How to Change Your Mind*, cit., p. 31.

naje, las emplearon como armas de control mental, mientras que los consumidores buscaron en ellas varios usos distintos, desde comunicarse con la madre tierra hasta curar la homosexualidad. El propio Timothy Leary aseguró en una entrevista en *Playboy* en 1966 que «el LSD es una cura específica para la homosexualidad [...] es bien sabido que la mayoría de las perversiones sexuales no son el resultado de vínculos biológicos sino de experiencias infantiles extrañas y perturbadoras». A pesar de que algunos iconos de la comunidad gay estaban involucrados en la psicodelia, como Allen Ginsberg y Ram Dass, en general las estructuras de género y de los roles sexuales en el movimiento eran convencionales y reflejaban las de las capas dominantes de la sociedad.

Leary pasó a ser conocido como el gran sacerdote de la psicodelia y su fervor finalmente terminaría atizando las llamas de la intolerancia, en particular con su eslogan que se volvió una especie de dogma generacional «*Turn on, tune in, drop out*» (Enciéndete, sintonízate y abandona), que proclamó en el evento contracultural Human Be-In, en el parque Golden Gate de San Francisco en enero de 1967, donde se repartieron dosis gratuitas de LSD a los asistentes. Primero dijo que este lema se le había ocurrido mientras se duchaba y luego dijo que se lo había escuchado a Marshall McLuhan. En particular, la parte de «abandonar» causaba ansiedad entre los adultos, ya que era un llamado a dejar la escuela, el trabajo, los compromisos sociales y, muy importante, el ejército (durante la guerra de Vietnam) para concentrarse en explorar la propia mente. En 1971, Richard Nixon nombró a Leary «el hombre más peligroso de América», y su gobierno lanzó una campaña brutal de censura, acoso y persecución contra él que culminó con su encarcelamiento por posesión de una pequeña cantidad de mariguana al cruzar la frontera en Laredo, Texas. Leary recibió una sentencia de treinta años de cárcel, con la que el gobierno esperaba sacarlo definitivamente de circulación. Debido a su estridencia, a su exagerada actitud de evangelismo psicodélico, Leary en gran medida fue responsable de la atmósfera de persecución antidrogas de los años setenta. Con sus acciones arrastró a los científicos, terapeutas e investigadores, que trabajan en ese campo décadas antes que él, a ser estigmatizados, ridiculizados y perseguidos.

Uno de los hitos más conocidos de la investigación en este campo es el experimento del «Viernes Santo» en la capilla Marsh de la Universidad de Boston, que fue dirigido y diseñado por Timothy Leary y Richard Alpert, y dirigido por Walter Pahnke, con el Harvard Psilocybin Project, en 1962. Un grupo de estudiantes recibió una dosis de psilocibina y el otro de niacina (una sustancia de control sin efectos psicotrópicos) antes de entrar a una misa en la capilla Marsh. Al finalizar casi todos los que recibieron el alucinógeno reportaron haber tenido una experiencia religiosa profunda, mientras tan solo unos pocos del grupo de control sintieron algo equivalente. Este experimento se ha repetido en otras circunstancias y condiciones y se ha confirmado el resultado. En 1986, Rick Doblin, el fundador de la Asociación Multidisciplinaria para Estudios Psicodélicos (Multidisciplinary Association for Psychedelic Studies, MAPS por sus siglas en inglés), hizo el seguimiento de este experimento y habló con todos menos uno de los estudiantes que tomaron psilocibina. Los entrevistados estuvieron de acuerdo en que esa experiencia les cambió la vida de manera profunda y duradera.

Si Wasson atrajo toda la atención indebida a los hongos de la sierra mazateca, Leary hizo lo equivalente al promocionar de manera histriónica el LSD. Ambos se convirtieron en celebridades al arrogarse la portavocía de una revolución científica y espiritual. Wasson perdió todo escrúpulo y decencia al traicionar a María Sabina y utilizarla para lanzar su carrera como etnomicólogo serio. Leary fue dejando el mundo de la ciencia y el «juego de la psicología» para volverse una especie de gurú, un neochamán, con un pie bien plantado en los medios de comunicación. La liberación espiritual se volvió una preocupación mucho mayor que cualquier terapia para curar trastornos psicológicos. Y esta liberación para Leary era presuntamente democrática y total, a diferencia de lo que buscaban algunos de sus predecesores, que habían pretendido limitar el uso de los enteógenos a intelectuales. No obstante, su movimiento fue siempre elitista.

Leary no fue el único que trató de comenzar una revolución psicodélica. El escritor Ken Kesey, conocido por su novela *One Flew Over the Cuckoo's Nest* (*Atrapado sin salida*),[1] de 1962, se ofreció como voluntario para una prueba con LSD y mescalina, que fue conducida por el proyecto MK Ultra de la CIA (algo que por supuesto él no sabía) en el hospital de veteranos de Menlo Park, donde trabajaba de noche. La experiencia le cambió la vida; formó junto con Neal Cassidy el grupo de los Merry Pranksters y comenzó a organizar fiestas, las célebres «Acid Tests» o pruebas de ácido en las que miles de jóvenes probaron viajes de LSD. Fue en ese ambiente bohemio donde nació la banda Grateful Dead, de Jerry Garcia. Es una curiosa paradoja que la CIA, en busca de un arma psicológica, desatara un cambio social psicodélico masivo en el país y el mundo al regalarle LSD a Kesey, Allen Ginsberg y Robert Hunter, el autor de las letras de las canciones de Grateful Dead, entre muchas otras figuras de la cultura popular que tuvieron enorme influen-

1. Editado en España con el título *Alguien voló sobre el nido del cuco*, trad. de Mireia Abelló, Barcelona, Anagrama, 2006.

cia en la rebelión generacional de los sesenta y setenta. Así, resulta irónico que la CIA, que debía protagonizar la guerra contra las drogas, en realidad fuese uno de los responsables de su propagación, promoción y exaltación. Aparte de estas celebridades e intelectuales, el proyecto MK Ultra experimentó con ciudadanos estadounidenses y canadienses, a veces con su consentimiento y otras no, especialmente en operaciones completamente despojadas de escrúpulos como aquellas en las que emplearon a indigentes, prostitutas y pacientes de hospitales psiquiátricos, empleados federales y reos.[1] Sidney Gottlieb, quien fue el director del proyecto, se convirtió involuntariamente en el «padrino de la contracultura del LSD», como menciona Stephen Kinzer en su libro *Poisoner in Chief* (Envenenador en jefe), especialmente cuando a principios de los cincuenta hizo que la CIA comprara todo el suministro mundial de LSD por 250.000 dólares y lo distribuyó entre toda clase de instituciones a través de proyectos inexistentes. No hay duda de que las drogas psicotrópicas abrieron una enorme y aparentemente infranqueable brecha generacional, una ruptura que hizo que los jóvenes de los sesenta y setenta crearan un mundo desconocido, hostil e insondable para sus padres. Es difícil saber si la cultura de ese tiempo fue resultado del uso de sustancias psicodélicas o bien si la cultura abrió las puertas y acogió el uso de esas drogas. En cualquier caso, también esa época tuvo su contraparte en la década de los noventa, un momento en que la brecha generacional se estrechó hasta casi desaparecer, y de pronto hijos y padres compartían intereses, música, videojuegos, patinetas y también drogas.

Leary escapó de la cárcel con ayuda de miembros del

1. Illana-Esteban, «Los hongos alucinógenos, Wasson y la CIA», cit.

grupo Weathermen y logró llegar a Argelia, donde lo recibió Eldridge Cleaver, un miembro de los Black Panthers. Con el tiempo, Leary no soportaría las condiciones de vida del revolucionario y volvió a huir, esta vez a Suiza donde se refugió en el chalet de un traficante de armas. El gobierno estadounidense presionó a Suiza para que lo regresaran, por lo que debió seguir su escapada hasta que fue detenido en Kabul y extraditado a Estados Unidos, donde estuvo por un tiempo en una prisión de máxima seguridad. En 1970, Leary se postuló para la gubernatura de California, contra Ronald Reagan, contienda electoral que obviamente perdió. John Lennon compuso «Come Together, Join the Party» para su candidatura, canción que los Beatles adoptarían, con el título de «Come Together». Tan solo un año después Lennon declaró que las ideas psicodélicas de Leary eran estúpidas y renegó del uso del LSD, al que culpó de «haberlo destruido».[1]

Hofmann se reunió con Leary el 3 de septiembre de 1971. Leary justificó sus métodos de experimentación, el uso de sujetos muy jóvenes y su obsesión publicitaria, argumentando que a la larga eran parte de una campaña histórica de divulgación que le había tocado llevar a cabo. El químico suizo quedó convencido de que el psicólogo y autor estadounidense no era un fanático, pero sí un idealista convencido de tener una misión, que creía con pasión en el poder transformador de las drogas psicodélicas, sin tomar en consideración los problemas que esto podría implicar. Ambos estaban en contra del uso de drogas adictivas y destructivas como la heroína, pero si bien Leary pensaba que el LSD podía ser usado por gente muy joven, por adolescentes, Hofmann creía que hacían falta por lo menos dos cosas:

1. Jann S. Wenner, «Lennon Remembers, Part One», *Rolling Stone*, 21 de enero de 1971.

Una personalidad madura y estable era una condición previa. La madurez, porque la droga puede liberar solo lo que ya está en la mente. No trae nada nuevo, es como una llave que puede abrir una puerta a nuestro subconsciente. Estabilidad, porque se necesita fuerza espiritual para manejar e integrar una experiencia psicodélica abrumadora en el *Weltbild* [cosmovisión] existente.[1]

Paradójicamente al mismo tiempo, a partir de 1953, la CIA experimentaba con LSD y otras sustancias psicotrópicas en civiles, nacionales y extranjeros, así como con su propio personal, sin su conocimiento, en el marco del proyecto MK Ultra. Se sabe que un miembro de esta agencia le dio subrepticiamente una dosis de LSD al especialista en armas biológicas Frank Olsen; ese año y aparentemente bajo sus efectos saltó al vacío desde una ventana del hotel Statler en Nueva York. Hay otra teoría que postula que esa fue la coartada de la CIA para ocultar el asesinato de Olsen. Esta historia es el tema de la serie de Netflix *Wormwood*. Como ya mencionamos, los agentes de la CIA no estaban seguros de cómo emplear esa sustancia para sus fines, por lo que hubo sin duda mucho daño colateral en los experimentos para probar si servía como arma química, suero de la verdad o recurso de control mental.

Para 1963 ya había cundido el malestar entre los investigadores y científicos en el campo de la psiquiatría y la psicología que consideraban que los experimentos con psicotrópicos se estaban volviendo una burla. Cuestionaban la falta de profesionalidad de los científicos que tomaban las drogas con sus sujetos de estudio (¿cómo podían man-

1. «High Times Greats: Interview With Albert Hofmann, The Man Who First Synthesized LSD», cit.

tener la neutralidad si estaban en éxtasis?), el aura de misticismo, trascendencia y magia que flotaba alrededor de los experimentos. Mientras, el LSD conquistó las calles y según los medios desató una epidemia de psicosis. Sin duda, hubo numerosos casos de personas que llegaron a salas de emergencia de hospitales con ataques de paranoia, ansiedad o catatonia provocados por el uso y abuso de LSD, aunque es difícil saber si era puro, pirata o estaba adulterado, además de que a menudo se consumía en condiciones imprevisibles e irresponsables. A eso hay que añadir que muchos doctores, inexpertos en materia de trastornos mentales, podían achacar cualquier reacción a una crisis psicótica grave. Entre los estudios serios acerca de las reacciones psicóticas a los alucinógenos, Sidney Cohen llevó a cabo uno con alrededor de cinco mil sujetos. Tan solo encontró dos casos de suicidio, una tasa extremadamente baja. Cohen concluyó que cuando las sustancias psicodélicas eran administradas por terapeutas e investigadores calificados las complicaciones eran sorprendentemente poco frecuentes y que el LSD y la mescalina eran seguros.[1] El escándalo y el amarillismo arrasaron rápidamente con la ecuanimidad periodística y cundió la idea de que esas sustancias inducían a la locura. En 1967 apareció el tristemente célebre artículo en la prestigiosa revista *Science* en el que un investigador aseguraba que el LSD podía dañar los cromosomas de los consumidores y provocar malformaciones hereditarias.[2] En 1971 la misma *Science* publicó un artículo de N. I. Dishotsky y W. D. Loughman en el que se desmentía aquella afirmación:

1. Pollan, *How to Change Your Mind*, cit., p. 380.
2. *Science*, vol. 91, n. 13, 1 de abril de 1967.

Concluimos que cuando se ha encontrado daño en los cromosomas, estaba relacionado con los efectos de abuso de drogas en general y no, como fue reportado inicialmente, de LSD solo. Creemos que el LSD puro ingerido en dosis moderadas no produce daño en los cromosomas detectable con los métodos disponibles.[1]

Esta refutación no tuvo mucha publicidad. El daño a la confianza en los efectos beneficiosos del LSD ya estaba hecho. Los artículos en la prensa presentaban un cuadro espantoso de una droga que enloquecía a quien la consumía y que era particularmente destructiva en los jóvenes que la tomaban para experimentar o por accidente. El movimiento que lanzó Leary degeneró en charlatanería psicodélica y en la proliferación del consumo de drogas duras, lo que llevó a equiparar los psicodélicos a los demás psicotrópicos y a que se persiguieran por igual. Como bien dijo Terence McKenna: «Tratar de lanzar una "cruzada de los niños", tratar de cooptar el destino de los niños de la clase media sirviéndote de los medios como agente publicitario, era un asunto muy riesgoso. Y rebotó. Yo creo que muy mal».[2]

El factor McKenna

Terence Kemp McKenna, descubrió la existencia de los hongos alucinógenos en el artículo de Wasson en la revista

1. N. I. Dishotsky, *et al.*, «LSD and genetic damage», *Science*, 30 de abril de 1971.
2. «In Praise of Psychedelics», entrevista de Jay Levin incluida en Terence McKenna, *The Archaic Revival*, Harper Collins, Nueva York, 1991, p. 9.

Life de 1957. Muy joven leyó a James Joyce (le gustaba memorizar pasajes de su prosa) y a Carl Jung, de quien se volvió un fiel seguidor. Durante años experimentó con drogas, así como viviendo experiencias peligrosas y límite: traficando hachís en la India (hasta que fue descubierto y tuvo que esconderse en la selva en Indonesia), tomando ácido en San Francisco, fumando mariguana todos los días de su vida desde que era adolescente. Con el tiempo se convirtió en etnobotánico. Su hermano Dennis lo definió así:

> Terence se convirtió en el portavoz de dimensiones extraterrestres a las que se accede a través de los psicodélicos, un filósofo de lo indescriptible, un amado y a veces vilipendiado bardo de las maravillas y los terrores ocasionales que aguardan en los rincones de la conciencia humana.[1]

En febrero de 1967 probó el DMT y su mundo se transformó. Dijo:

> Llamar a eso una droga es ridículo; eso significa que simplemente no tienes una palabra para definirlo, entonces buscas y te encuentras con este torpe concepto [según el cual] algo entra en tu cuerpo y hay un cambio. No es así; es como ser golpeado por un rayo noético.[2]

1. Tao Lin, «Dennis and Terence McKenna», en *Vice*, 2 de septiembre de 2014. <https://www.vice.com/en/article/vdpxea/dennis-and- terence-mckenna-parts-of-an-intellectual-dyad-902>.
2. McKenna, citado por Mark Dery en «Struck by Noetic Lightning: Terence McKenna Meets the Machine Elves of Hyperspace», en *Follow for Now: Interviews with Friends and Heroes*, Roy Christopher (ed.), Well Red Bear, Seattle, 2007, p. 41.

De ese viaje que duró apenas unos cinco minutos Mc-Kenna terminó concluyendo que el DMT, como los hongos, podía hablarte, pero además era también un ojo que permitía ver seres, a los que definió como «elfos maquinales autotransformadores del hiperespacio». McKenna era un orador talentoso, carismático, divertido y con una poética vertiginosa (varias de sus conferencias pueden consultarse en YouTube). Timothy Leary lo llamó «el Timothy Leary de los años noventa». Terence entró a estudiar en el Tussman Experimental College, pero lo abandonó dos años después. En 1972 regresó a terminar sus estudios en Berkeley, se diseñó una carrera que abarcaba ecología, chamanismo y recuperación de recursos. Era un lector voraz y brillante. Viajó por el mundo tratando de identificar sustancias enteogénicas y experimentar con ellas. Fue al Tíbet y a Nepal para integrar la experiencia psicodélica en el modelo budista, donde se usaban desde la antigüedad el hachís y la datura. En el Amazonas probó la ayahuasca y en Colombia los hongos de psilocibina. Su vertiginoso entretejer de ideas, visiones y referencias es retratado en esta notable frase del ensayista Mark Dery:

> La cuestión de la verdad o falsedad literal de las teorías de McKenna es en gran medida irrelevante, ya que obviamente funcionan como cuentos de hadas para cíborgs, derivados del misticismo de ciencia ficción de Arthur C. Clarke, el milenarismo de la *new age* y la «política expresiva» dionisíaca de los años sesenta.[1]

McKenna estaba convencido de que bajo el efecto de la psilocibina podía establecer un diálogo con una inteli-

1. Dery, «Struck by Noetic Lightning», cit., p. 45.

gencia no humana, probablemente extraterrestre, a la que llamó «el hongo», «la voz educadora» y el «Logos». Terence McKenna consideraba que el hongo tomado en una dosis suficientemente alta, «heroica» o «comprometida», podía hablar de forma elocuente, al apropiarse de la mente y de las herramientas de comunicación del ser humano, como un pequeño invasor que secuestra nuestro cuerpo. En su entrevista con John Horgan para la revista *Scientific American*, en mayo de 1999, defendió la idea de que el hongo podía ser una entidad extraterrestre:

> La inusual estructura química de la psilocibina sugiere un origen inusual, añadió McKenna. Se trata del «único indol cuatro fosforilacionado en toda la naturaleza», lo que indica «que tal vez provino de fuera del ecosistema terrestre». La personalidad del hongo, tal como lo revelan las experiencias que desencadena en los humanos, también tiene una cualidad extraña, de ciencia ficción. «Se presenta como esta particular porción de motivo estético alienígena de Hollywood: las superficies metálicas brillantes, las formas mercuroides, la biointeligencia instantánea y penetrante».[1]

Horgan añade que McKenna se estaba divirtiendo; pronunció «motivos estéticos» y «formas mercuroides» con una especie de deleite táctil. Para él, esta toma de control del hongo era una oportunidad para contrarrestar nuestra naturaleza destructiva y perversa. Eso añadía una cierta

1. John Horgan, «Was Psychedelic Guru Terence McKenna Goofing About 2012 Prophecy?», *Scientific American*, 6 de junio de 2012. <https://blogs.scientificamerican.com/cross-check/was-psychedelic-guru-terence-mckenna-goofing-about-2012-prophecy/>.

moral al hongo. McKenna señaló que con una dosis de cinco gramos de hongo *Psilocybe* («suficiente para aplastar hasta el ego más resistente»[1]) emergía una relación de Yo-Tú entre la persona que toma la sustancia y el estado mental que produce; una transferencia junginana que es además una condición que los pueblos primitivos consideraban indispensable para establecer una relación con sus dioses y demonios, como cita Tao Lin.[2] En uno de sus diálogos con el hongo, McKenna le preguntó cómo se podía salvar al mundo. Y este respondió que bastaba con que «cada persona tenga tan solo un hijo». Eso, a pesar de tener ecos malthusianos, produciría un decremento de la población del planeta del cincuenta por ciento a cada generación, lo cual seguramente reduciría el impacto ambiental de la humanidad y muy probablemente daría una mejor oportunidad a la tierra de recuperarse del daño sufrido.

Para McKenna, las triptominas revelaban el lenguaje de programación de la mente y el cosmos: «La experiencia psicodélica es un producto de las leyes fractales que gobiernan el mundo a un nivel informativo. No hay verdad más profunda».[3] También dijo: «No creo que el mundo esté hecho de quarks u olas electromagnéticas o estrellas o planetas o ninguna de esas cosas. Yo creo que el mundo está hecho de lenguaje». En su búsqueda de sentido, McKenna vinculó la cultura de los alucinógenos con el *I Ching*, los ovnis, las consciencias maquinales, las tecnologías digitales

---

1. «In Praise of Psychedelics», cit., p. 15.
2. Tao Lin, «Psilocybin, the Mushroom, and Terence McKenna», en *Vice*, 12 de agosto de 2014. <https://www.vice.com/en/article/yvqqpj/psilocybin-the-mushroom-and-terence-mckenna-439>.
3. Wired, «Terence McKenna's Last Trip», en *Wired*, 1 de mayo de 2000. <https://www.wired.com/2000/05/mckenna/>.

y una serie de temas exóticos de la cultura *new age*. Escribió junto con su hermano Dennis *The Invisible Landscape. Mind, Hallucinogens, and the I Ching* (1975) y después *The Archaic Revival* (1991), *True Hallucinations* (Harper, 1992), *Food of the Gods* (1992) y *Trialogues at the Edge of the West*, coescrito con Ralph Abraham y Rupert Sheldrake (1992). Cuando descubrió internet consideró que la red era una mente planetaria capaz de transformar al mundo y que sería la sede natural de la cultura psicodélica. Se entregó de lleno a promocionar la realidad virtual, al lado del inventor y músico Jaron Lanier, así como a explorar y surfear la web incesantemente. Para referirse a internet dijo: «Esa es la definición de dios: alguien que sabe más que tú acerca de lo que sea que estés haciendo».[1]

Un concepto que McKenna desarrolló desde su primer viaje de hongos es la teoría (más bien la hipótesis imposible de probar) de la «Onda del Tiempo» o *Timewave*, que definió como un extraño objeto fractal sacado del libro de las mutaciones, el *I Ching* (de la secuencia de hexagrama del rey Wen, el arreglo más antiguo conocido). McKenna creía que existía una resonancia (en sentido equivalente a la vibración que una cuerda de un instrumento musical o un objeto pueden provocar en otro sin tocarlo) en el tiempo, entre fechas separadas por días, años o milenios. Este fenómeno explicaba la existencia de un modelo que vinculaba algunos sucesos y eventos importantes con otros. Esta ola era fractal y autorreferencial.

El algoritmo «Timewave Zero» traza el grado de novedad activa en cualquier momento de la historia humana y funciona de acuerdo con un choque entre fuerzas: el hábito y la novedad. «El hábito es entrópico, repetitivo, conser-

1. Wired, «Terence McKenna's Last Trip», cit.

vativo y la novedad es creativa, disyuntiva y progresiva».[1] La idea es que el universo aumenta en complejidad: del Big Bang en adelante fueron apareciendo los compuestos que terminarían integrando los ingredientes de la vida. Dios sería para McKenna este proceso de generación de novedades. La ola del tiempo se dispara en períodos de cambio o crisis profunda, por ejemplo durante la época en que la peste negra desoló Europa, pero también en los años en que la Ilustración transformó la cultura occidental, así como con el nacimiento de Mahoma. Supuestamente este modelo tendría validez por lo menos hasta la llegada del 21 de diciembre de 2021, a partir de entonces la novedad se dispararía hasta el infinito y la onda del tiempo se detendría en seco. Concluyó, de acuerdo con este algoritmo, que el mundo terminaría el día que marca el final del calendario maya, ya fuera porque caerían las estrellas del cielo, hervirían los océanos, revivirían los muertos o las leyes de física ordinaria se romperían, o que no pasaría nada. Tuvo la suerte o la desgracia de no vivir para saber que ese fue un día como cualquier otro. Antes de 1990, McKenna sostenía que esa era la Fecha Cero. El cálculo seguía la siguiente lógica: cada hexagrama tiene obviamente seis líneas que equiparó a seis días que multiplicó por el número de hexagramas, 64, con un resultado de 384 días. Luego lo volvió a multiplicar por 64 (para determinar los ciclos) obteniendo un resultado de 24.576 días, que equivalen a 67,29 años, que es la duración de los ciclos.

El enfoque que tomó originalmente para determinar la Fecha Cero fue buscar un evento de gran nove-

1. Horgan, «Was Psychedelic Guru Terence McKenna Goofing About 2012 Prophecy?», cit.

dad en la historia reciente y tomarlo como el comienzo del ciclo final de 67,29 años (24.576 días). El uso de una bomba atómica para matar a ochenta mil civiles el 6 de agosto de 1945 le parecía el candidato más probable para tal evento. Agregar 67,29 años a la fecha de la incineración de Hiroshima nos lleva a mediados de noviembre de 2012. Influido por el hecho de que el ciclo actual de trece baktunes del calendario maya [la unidad más larga de este calendario, que equivale a 144.000 días o 394 años] terminaba en diciembre de 2012, Mc-Kenna [al principio] adoptó 2012-12-22 como la Fecha Cero.[1]

La fecha siguiente hubiera sido el 4 de abril de 2080, y McKenna creyó que ahí terminaría este bucle temporal. A pesar de estas propuestas extravagantes que bordeaban el delirio, McKenna consideraba a los fanáticos de los ovnis y demás falacias pseudocientíficas portadores de un virus intelectual que contaminaba el discurso. Además, sostenía que era imposible discutir con ellos ya que desconocían las reglas del debate. McKenna pensaba que la verdadera razón para prohibir los alucinógenos no era proteger a las personas o que fuera problemático que uno tuviera visiones, sino porque arrojan dudas sobre la validez de la realidad. McKenna consideraba que había que tomar en consideración tres cosas acerca de cualquier droga que uno pensara tomar:

1. ¿Es de origen natural, viene de una planta o animal? Eso es importante ya que la naturaleza lo ha

1. Peter Meyer, «The Zero Date», *Fractal Timewave*, 1999. <https://www.fractal-timewave.com/articles/zero date_10.html>.

probado a lo largo de millones de años. Lo que sale de un laboratorio es impredecible.

2. ¿Tiene una historia de uso humano?
3. Y lo más importante: ¿tiene una afinidad con la química del cerebro? Recordemos que la psilocibina es muy similar a la serotonina y los receptores del cerebro la acogen sin problema.

En 1999 le diagnosticaron una forma poco común y la más maligna de cáncer cerebral, glioblastoma multiforme, un tumor del tamaño de una nuez en la corteza frontal derecha. Cuando el doctor explicó lo que le sucedía, él le dijo que el tumor era el cuerpo fructuoso y que el micelio se extendía ya por su cerebro. Se sometió a varias terapias y luego participó en un tratamiento experimental: después de extirparle el tumor quirúrgicamente, emplearon un adenovirus alterado, p53, para controlar o eliminar las subrutinas de autorreplicación del tejido restante del cáncer. Inicialmente los médicos estaban muy satisfechos con el resultado, pero en febrero de 2000 una imagen por resonancia magnética reveló que el cáncer había regresado con más agresividad y era inoperable. En abril de 2000 McKenna murió en Hawái, a donde se había mudado a vivir después de su divorcio en 1992.

4. ORÍGENES Y PRESERVACIÓN DE LA CONSCIENCIA

Stoned Ape

Terence McKenna y su hermano menor Dennis, investigador etnofarmacólogo, quedaron seducidos por la teoría de que el cerebro de nuestros antepasados se triplicó de tamaño en apenas un par de millones de años por comer hongos alucinógenos que encontraban en la naturaleza. Los hermanos relanzaron y popularizaron la hipótesis del *Stoned Ape* (un juego de palabras en el que *Stoned Ape*, que significa «simio drogado», remite por sonido a *Stone Age*, «Edad de Piedra»), en el libro *Food of the Gods*, de 1992. Esta hipótesis fue concebida originalmente en los años sesenta por el farmacólogo Roland Fischer, que estableció que la evolución de la conciencia del hombre moderno comenzó cuando la inclemencia del cambio climático en el continente africano obligó a nuestros ancestros a abandonar sus moradas para volverse nómadas y buscar comida en la sabana.

Se sabe de numerosos animales, incluyendo alrededor de veintitrés especies de primates, que buscan intoxicarse, ya sea consumiendo frutas fermentadas, lamiendo orugas, bebiendo néctares y comiendo hongos. Por tanto es muy probable que la afición de los homínidos a los hongos y otras plantas psicoactivas date de hace muchos milenios, antes de los orígenes de nuestras más antiguas culturas. Es posible que algunos de estos hongos tuvieran cualidades psicotrópicas. Así, el consumo de estas sustancias con fines medicinales, recreativos y místicos llegó a numerosas culturas en varios continentes, desde hace unos siete millones de años, cuando apareció el *Sahelanthropus tchadensis*, una especie de transición entre el simio y el hombre. La única subespecie sobreviviente de los homínidos de la época fue el *Homo sapiens*, que aparece hace unos 300.000 años y que contaba con una masa encefálica mucho mayor que la de sus ancestros, un sistema nervioso más desarrollado, un cráneo más ligero y una postura más recta. La evolución del *Homo erectus* al *Homo sapiens* tuvo lugar en el período del Pleistoceno, que comenzó hace 2,58 millones y terminó hace unos doce mil años, con el final de la Edad de Hielo. En ese período los desplazamientos de los homínidos los llevaron más allá de África. Algunos grupos humanos probablemente tenían ganado, y eso fue la causa de que descubrieran el hongo *Psilocybe cubensis,* que crecía a menudo en el estiércol de grandes mamíferos herbívoros. No sería tan raro que se hubieran sentido tentados por la apariencia apetitosa de los hongos, a pesar de crecer en el excremento animal, y al hacerlo se encontraron descubriendo estados mentales alterados nuevos, unas veces placenteros y otras aterradores. Estos ancestros caminaban por un mundo que estaba cambiando y a su vez lo veían con ojos nuevos, alucinados, que trataban de darle sentido a esa nueva realidad. De acuerdo con esta hipótesis la psilocibina habría estimulado el rápido desarrollo de las capacidades de procesar información, que a su vez permitieron el desarrollo del arte, el lenguaje, las jerarquías sociales complejas y la creación de tecnologías. Comer hongos con psilocibina pudo resultar en comportamientos que servían para la supervivencia a, pues representaron mejoras en las condiciones de la especie y tal vez fueron catalizadores evolutivos, como agudizar la visión, reducir el miedo, fortalecer la unidad del grupo, estimular el deseo sexual. Además, al incrementar la conectividad en el cerebro de los homínidos mejoraron la cognición, la creatividad y la resolución de problemas, tanto en el individuo como en el grupo a través de la comunicación, enseñanza e imitación, es decir, por herencia cultural. La psilocibina también puede crear un impacto en el individuo porque afecta a la plasticidad cerebral. Es posible considerar que cambios como la neurogénesis podrían ser marcas epigenéticas trasmitidas entre células y de una generación a otra. Si bien los compuestos psicodélicos no afectaron al genoma de estos antepasados ni a los genes de sus descendientes, sí que podrían alterar la expresión de algunos genes en el cerebro, particularmente en relación con el desarrollo, crecimiento y comunicación neural. Esto pudo traer monumentales cambios neuroquímicos, culturales y fisiológicos.

Podríamos creer, aunque no existan evidencias, que al ingerir hongos nuestra mente animal evolucionó y desarrolló la imaginación, que nos permitió reflexionar en torno a nuestra vida y crear poesía, música y arte. Pero esta hipótesis depende de demasiadas conjeturas: el hecho de que las mejoras mentales fueran permanentes y no simples estados pasajeros, el conveniente redondeo y simplificación de períodos (a veces ignorando diferencias de cientos de miles de años), el hecho de que para afectar a toda la especie el consumo de hongos tendría que haber sido masivo (lo cual implica complicaciones de escasez), además de que ni siquiera está demostrado que estos hongos crecieran en ese tiempo en África. Es posible especular acerca de la distribución premoderna de los hongos psicodélicos por la existencia de especies exclusivas de ciertas regiones, lo cual debería demostrar una presencia prolongada, quizá de milenios. Algunos ejemplos son las siguientes especies: *Panaeolus africanus* en África Central y Sudán; *Psilocybe natalensis* en Sudáfrica; *Psilocybe australiana* y *Psilocybe subaeruginosa* en Australia; *Psilocybe samuiensis* en Tailandia; *Psilocybe aucklandii* en Nueva Zelanda; *Psilocybe argentipes* y *Psilocybe subcaerulipes* en Japón. Aunque se sabe que esos hongos existen en Kenia, entre otras zonas africanas, queda por comprobar que estuvieran presentes hace cientos de miles de años y no únicamente a raíz de su proliferación en los últimos siglos de viajes intercontinentales. Y aun siendo así, ¿nuestros cerebros seguirían evolucionando hoy al consumir psicodélicos o la evolución asistida alcanzó su clímax hace doscientos mil años? Cuesta trabajo creer que los cerebros de los consumidores de alucinógenos hayan seguido mutando en las últimas décadas.

Según los McKenna, los hongos actuaron como una actualización del sistema operativo, como paquetes de software que transformaron el cerebro de nuestros ancestros. No hay duda de que la ingestión de alucinógenos ha sido una práctica común dondequiera que se encuentren estas sustancias y más en tiempos de escasez y hambre como pudo ser el Pleistoceno. De acuerdo con los McKenna, la psilocibina dio lugar a la aparición de la consciencia, supuso un aumento de la cooperación y transformó la mente animal de modo que fuera capaz de emplear un lenguaje articulado, entender conceptos subjetivos y activar la imaginación. En particular la aparición del lenguaje era el elemento central de esta hipótesis, ya que es una tecnología que requiere de la sinestesia, es decir, la fusión de sentidos o experimentar un sentido a través de otro (un sonido evo-

160

ca una imagen), que es un efecto común de los psicotrópicos (escuchar colores, relacionar números con formas). Mc-
Kenna escribió: «Es razonable sugerir que el lenguaje
humano surgió de la sinergia del potencial organizativo de
los primates gracias a los alucinógenos de las plantas».[1] Los
hongos pudieron engendrar líderes con valor, empatía y carisma para guiar a sus tribus y dar lugar a nuevas formas de
organización social. No obstante, no es nada fácil probar la
hipótesis de que estas sustancias ayudaran a mutar al cerebro y a estimular el aumento de su masa en un período de
entre dos millones y doscientos mil años. Tampoco puede
demostrarse si su consumo provocó cambios genéticos o
mutaciones que eventualmente se volvieron dominantes. El
uso de hongos no dejó huella en el registro fósil ni su consumo dejó herramientas especializadas u objetos específicos
vinculados con su recolección o preparación y su presencia
se limita a representaciones en pinturas y esculturas. Mc-
Kenna propuso en la *Guía* que los hongos podían ser resultado de esporas extraterrestres, producto de la avanzada ingeniería de seres de otro planeta que los utilizaban para
comunicarse a través de la galaxia. En el libro *True Hallucinations,* se extiende en esta reflexión sobre hongos cósmi-
cos, en la que mezcla humor, sobriedad y provocación:

> Se podría suponer que las especies que viajan entre
> las estrellas tienen un conocimiento sofisticado de la ge-
> nética y la función del ADN y, por lo tanto, no necesa-
> riamente tendrían la forma que les había dado la evolu-
> ción en su planeta nativo. Bien podrían tener el aspecto
> que desearan. El hongo, con su hábito de vivir de mate-
> ria orgánica no viva y su frágil red subterránea de micelio

1. Citado por Mark Dery, «Struck by Noetic Lightning», cit.

efímero, parece un organismo diseñado según los valores budistas de no interferencia y bajo impacto ambiental.[1]

Los hongos tuvieron un impacto cultural en numerosos pueblos en diferentes continentes y milenios en los que moldearon los sistemas de creencias, las relaciones sociales, las prácticas de curación y el chamanismo. De ser cierta esta teoría de McKenna, la cultura humana sería un producto secundario del consumo de hongos y quizá eso querría decir que el micelio nos ha manipulado desde los orígenes de nuestra especie e incluso antes de la aparición del *Homo sapiens*. Podríamos entonces imaginar al hongo como una mente planetaria que se vale de otros organismos para llevar a cabo una agenda de largo plazo.

Independientemente de que el hongo tuviera tanta importancia como para engendrar la consciencia del hombre, podemos considerar que es muy probable que el consumo de hongos psicodélicos comenzara cuando el humano era recolector y cazador, de ahí que las experiencias que pudiera tener con psicotrópicos habrían sido de carácter principalmente individual y posiblemente tribal (con vínculos familiares, fundamentalmente). Con la llegada de la agricultura y la condición sedentaria, los asentamientos humanos dan lugar a fenómenos sociales sin precedente y a religiones organizadas que bien pudieron incorporar los enteógenos a sus cultos, con lo que la experiencia se volvió colectiva (con un número mayor de gente involucrada no relacionadas por lazos de sangre). Ahora bien, David Graeber y David Wengrow proponen en su provocador libro *The Dawn of Everything* (*El amanecer de todo. Una nueva historia de hu-*

1. Terence McKenna, *True Hallucinations*, HarperOne, San Francisco, 1994, p. 160.

manidad) que la revolución agrícola no tuvo lugar, por lo menos no como la hemos concebido, sino que los pueblos fueron adoptando elementos de esa nueva economía poco a poco y a veces abandonaron el cultivo de tierras.[1] El progreso no fue lineal ni uniforme ni acumulativo ni determinista (guiado por la tecnología y no la elección humana) ni teleológico (con un fin único que sería nuestra civilización). Algunos pueblos experimentaron o «jugaron» con la agricultura al tener una selección de cultivos temporales, pero mantuvieron sus prácticas de cacería, ganadería y recolección. Probablemente uno de los incentivos para lanzar esos experimentos agrícolas fue cultivar plantas psicoactivas como el tabaco o el café que ofrecían algo más que alimentación. Esa forma sedentaria o semisedentaria de existencia ofrecía incentivos estimulantes que probablemente sirvieron para hacer que la vida agrícola tuviera atractivos adicionales al suministro de alimentos, que imponía condiciones de trabajo mucho más extremas que los de la vida nómada.

Si la historia de los últimos milenios del planeta se cuenta desde el punto de vista de los hongos con psilocibina, podemos imaginarla como una fantástica domesticación del humano. Es la historia de una seducción que llevó a nuestra especie a convertirse en un sistema de dispersión de esporas y en protectora de los hongos. El hongo ha desarrollado sus estrategias evolutivas a lo largo de millones de años y nuestra relación con él es tan solo un parpadeo. En ese breve lapso de tiempo podemos imaginar que apareció una codependencia entre el humano, el ganado y el hongo que se fortaleció durante milenios y eventualmente dejó de ser prominente.

1. David Graeber y David Wengrow, *The Dawn of Everything*, Random House, Canadá, 2021, p. 649.

El segundo mal viaje

Mucho antes de conocer el nombre de McKenna o tener siquiera idea de lo que era el micelio, tuve mi segundo mal viaje de hongos. El primero fue en el Hotel Tráiler Park Maya Bell de Palenque, en el estado mexicano de Chiapas, en el kilómetro 6 de las ruinas mayas. En él pasé en poco tiempo de la hilaridad al terror. A lo largo de unas ocho horas atravesé por toda clase de versiones de la melancolía, el desasosiego y la tristeza que produce la certeza de la soledad. La vida me pareció irrelevante y absurda. Hasta que de pronto, poco a poco, pasó el efecto de los hongos san isidro y volver a la normalidad me causó un efecto de profunda euforia. Años más tarde volví a comer hongos con un grupo de amigos. Esta vez fue en casa de uno de ellos, una noche en la ciudad de México. Siempre ha habido quienes se oponen a usar hongos en las ciudades. En lo personal yo pensaba que esa obsesión «naturalista» era un rechazo absurdo y que cualquier lugar era bueno mientras fuera seguro. También en esta ocasión todo empezó con hilaridad y sorpresa ante las sensaciones y confusiones visuales, más que alucinaciones. Sin embargo, en un rincón pude ver a alguien que apenas acababa de conocer con esa expresión de horror y agonía, de desesperación angustiante ante la disolución de la realidad. Lo observé durante un rato, hasta que me acerqué a él. Traté de calmarlo, de describirle lo que debía esperar y lo que posiblemente estaba pasando por su cabeza. No tengo idea de cuánto tiempo estuve con él hablándole y mirándolo sudar copiosamente mientras sus ojos desorbitados fueron regresando poco a poco a sus cuencas. No creo que se viera normal, pero empezó a sonreír con alivio, alguien más se nos acercó y conversamos con entusiasmo. Yo sentí que había cumplido con mi deber, me sentí orgulloso y me alejé. En ese momento creí entender que nunca había salido del anterior mal viaje, que todo ese tiempo que había pasado entre los dos viajes pudo haber sido un instante o un milenio, que había perdido el contacto con la realidad y apenas ahora recuperaba la consciencia para entender que yo ya no estaba ahí, sino en otro plano. Mi realidad se desintegró entonces. Ese breve momento de orgullo dio paso a uno de pánico y absoluto desconsuelo. Podía ver al resto del grupo hablando y riendo, pero estaban a una distancia inalcanzable. Yo estaba en una especie de limbo, ahí pero en otra parte, casi podía sentir la brisa de la noche de Palenque a pesar de estar en una habitación cerrada en una noche fría del Distrito Federal. Eventualmente alguien se ofreció a llevarme a casa. Mi visión me ofrecía una versión de la realidad, de las calles, los semáforos y el tráfico, pero mi mente trataba la situación de una forma totalmente distinta. No tuve alucinaciones como otras veces. El resto de la noche lo pasé en mi habitación, incapaz de dormir, angustiado por el descubrimiento de que mi vida, como la había considerado, había terminado años atrás en Chiapas y lo que había vivido hasta entonces era una especie de simulación de la cual ya no tenía certeza alguna. Imaginaba que la tierra era una madeja de hilos finísimos, que suponía eran las «raíces» de los hongos, que conformaban algo así como la corteza terrestre sobre la que se sostenían los continentes, los países y las ciudades. Esa red, que ahora imagino como una especie de micelio planetario, controlaba nuestras vidas y comer hongos podía darnos la ventaja pasajera de ver su funcionamiento. Algo parecido –pero menos maléfico– a *The Matrix*, la película de las hermanas Lilly y Lana Wachowski. En ese mundo sin tiempo ni escondite lo único que quedaba claro era que «entre más lejos te vas más pronto estás de regreso». La posición privilegiada que ofrecía el hongo para «ver» las vidas de los demás en esta ilusión tampoco era reconfortante, por lo menos no para mí, que lo único que ansiaba era volver a la normalidad, fuera lo que fuera. Volví a la realidad a la mañana siguiente o por lo menos eso creo. He vivido en esa normalidad desde entonces, con gran temor de los hongos durante buena parte de esas décadas. Casi cuarenta años después sigo sintiendo las puntas de las redes de hifas acariciándome las plantas de los pies, recordándome que los humanos somos accesorios del micelio, al que debemos la razón, el imaginario y que no hay escape de su alcance. Aunque a veces creo que eso es una estupidez.

El regreso de las terapias psicodélicas

Mencionamos antes que a partir de los años cincuenta las sustancias psicodélicas fueron estudiadas y usadas en tratamientos psicoterapéuticos experimentales para tratar una variedad de trastornos, como la ansiedad y la depresión. Esos años fueron muy fructíferos hasta que la paranoia y la obsesión conservadoras de la guerra contra las drogas impulsaron una serie de leyes y prohibiciones para detener y liquidar las líneas de investigación en el terreno de los estupefacientes y los alucinógenos, que tuvieron el efecto de intimidar y amedrentar a los científicos que trabajaban en ese dominio. Esto coincidió con que la regulación de las farmacéuticas se volvió más exigente y que los experimentos con voluntarios presentaban numerosas complicaciones, a veces con potencial de riesgo para los sujetos, responsabilidades legales y posibles demandas.

En los experimentos con psicotrópicos que se llevaron a cabo en las décadas de los cincuenta y los sesenta se usaban principalmente productos creados por Hofmann en Sandoz: LSD y psilocibina sintética. Al cerrar las puertas de estas investigaciones se inició una especie de era oscurantista, un nuevo medievo enteogénico. Al mismo tiempo comenzaron a descubrirse numerosos hongos silvestres que contenían psilocibina en muchas partes del mundo. Desde los años treinta del siglo pasado se han registrado más de doscientas especies de hongos con psilocibina y una especie ecuatoriana de liquen que contiene esa sustancia. De cualquier forma, estos hongos eran escasos, conseguirlos no era tan fácil y dependían de las temporadas y condiciones climáticas.

Terence y Dennis McKenna trataron de paliar la escasez de hongos psicotrópicos y la mejor opción que encontraron fue enseñar a la gente a cultivarlos en casa. Después de muchos intentos y pruebas con las esporas que recogieron en Colombia, desarrollaron un método tan eficiente y simple que llegaron a producir hasta treinta y cinco kilos de hongos cada seis semanas. Para difundir su sistema escribieron y publicaron el manual *Psilocybin: Magic Mushroom Grower's Guide* (Psilocibina: Guía del cultivador de hongos mágicos) en 1975 bajo los seudónimos O. T. Oss y O. N. Oeric, donde explicaban técnicas sencillas y según ellos infalibles para producir y preservar hongos alucinógenos *Psilocibe cubensis* (ya que «no solo es uno de los hongos alucinógenos más potentes, sino también uno de los más difundidos y disponibles») a partir de esporas, con un mínimo de equipo, preparación técnica y espacio. El libro se volvió *bestseller*. Los McKenna ganaban muy bien con este negocio, pero cuando un amigo suyo que hacía LSD fue arrestado, decidieron abandonar la producción y Terence se concentró en dar conferencias y escribir.

Así comenzó una oleada mundial de micólogos amateurs que a su vez crearon redes de información y apoyo al compartir sus experiencias y descubrimientos. Además se han desarrollado nuevas líneas fúngicas diseñadas por selección y manipulación a partir de los efectos que producen. La proliferación y expansión de los hongos puede sin duda considerarse un éxito en el uso del humano para sus fines, ya que incluso ha propiciado su adaptación a ambientes artificiales para reproducirse en climas no apropiados. Esto ha provocado que los hongos se adapten a entornos que antes hubieran parecido totalmente inapropiados e inadecuados para su crecimiento, en particular en desarrollos urbanos, como si encontraran acogedores los jardines públicos, los terrenos baldíos, los parques industriales y las zonas de descanso al lado de las carreteras. Algo parecen tener los terrenos modificados, pisoteados e incluso contaminados en los que las hierbas se pelean el espacio con el cemento y el asfalto. Es como si el hongo quisiera estar cerca, extenderse bajo nuestros pies y aprovechar nuestros cuerpos y mentes para proliferar.

Hoy, aunque siguen existiendo restricciones, se vuelve a experimentar y a emplear substancias psicoactivas con diferentes fines en una variedad de instituciones de investigación, en clínicas y laboratorios en todo el mundo, con resultados prometedores. Aunque el conocimiento en esta materia es incipiente, las herramientas tecnológicas de visualización con que se cuenta ahora son muchísimo más poderosas y versátiles que las existentes en los años sesenta; basta mencionar la tomografía por emisión de positrones (PET), la magnetoencefalografía (MEG) y la resonancia magnética funcional (fMRI). Estos recursos, si bien no miden directamente la actividad cerebral, registran otros factores como el flujo sanguíneo y el consumo de oxígeno, y a pesar de cierta controversia acerca de su precisión y validez, son las mejores herramientas disponibles en este campo, que aparte de rendir cuentas del funcionamiento de varias áreas del cerebro han venido a confirmar las propiedades benéficas de los alucinógenos para el tratamiento de adicciones, depresión, ansiedad, trastornos obsesivo-compulsivos y alimenticios. Así mismo, han ofrecido las primeras aproximaciones físicas a qué significa tener una alucinación o qué son la disolución del ego o la pérdida del sentido del tiempo, el espacio y las sensaciones corporales.

De acuerdo con algunos investigadores, como Paul Expert, un físico del King's College de Londres, la psilocibina interrumpe las conexiones normales del cerebro y establece nuevos contactos entre zonas que usualmente no se comunican entre sí. En un estudio en que quince sujetos saludables fueron inyectados con psilocibina o con un placebo encontraron que:

> Los resultados muestran que la estructura homológica de los patrones funcionales del cerebro sufre un cambio drástico postpsilocibina, caracterizado por la aparición de muchas estructuras transitorias de baja estabilidad y de un pequeño número de estructuras persistentes que no se observan en el caso del placebo.[1]

Y más adelante señala que dichos cambios no son transitorios ni desorganizados, sino que

> [...] el cerebro no se convierte simplemente en un sistema aleatorio después de la inyección de psilocibina, sino que conserva algunas características organizativas, aunque

1. Petri, Expert, Turkheimer, *et al.*, «Homological scaffolds of brain functional networks», *Journal of the Royal Society*, 2014.

diferentes del estado normal, como sugiere la primera parte del análisis.[1]

Recientemente investigadores del Imperial College de Londres utilizaron el fMRI en un grupo de voluntarios que recibieron dosis de LSD y encontraron una reducción en la actividad estándar del cerebro que filtra ciertos estímulos. El neurocientífico Robin Carhart-Harris, del laboratorio del psicofarmacólogo David Nutt, en el Centro de Psiquiatría del campus Hammersmith en el Imperial College de Londres, descubrió que en los centros emocionales del cerebro durante un viaje de ácido había una reducción del flujo sanguíneo, que era exactamente lo contrario a lo que esperaban ver. En lugar de un incremento de actividad cerebral parecía haber una reducción de actividad.

Aquí es necesario mencionar un descubrimiento relativamente reciente en la ciencia del cerebro y es la Red de Modo Predeterminado o Red de Modo por Defecto RMD (en inglés: Default Node Network o DMN), que fue identificada por el neurocientífico Marcus Raichle, de la Universidad de Washington, en 2001. El descubrimiento de esta red, que comprende un grupo de regiones, se dio mientras se trataba de poner a los sujetos en un estado de reposo para establecer una línea de base de la actividad cerebral. Raichle encontró que aun cuando la persona se encontraba sin ninguna actividad mental varias áreas del cerebro tenían actividad intensa. En esa región, que parece activarse espontáneamente, la mente reflexiona, da vueltas a asuntos no relacionados con el momento (recuerda o mal recuerda el pa-

1. Petri, Expert, Turkheimer, et al., «Homological scaffolds of brain functional networks», cit.

sado e imagina el futuro), se preocupa y divaga en el ensimismamiento propio de la obsesión. Es una red que parece querer llenar el vacío con «ruido», su finalidad no es hacernos felices sino protegernos del caos en la mente, y mantener el orden. Algunos científicos creen que las fallas de comunicación entre esta región y otras pueden derivar en psicosis. Esa es la parte de nuestra mente tan difícil de silenciar, aquella que se resiste a callarse cuando tratamos de meditar y esa que el charlatán Carlos Castaneda describía en sus libros de la serie de *Las enseñanzas de Don Juan* como el «diálogo interno», aquel que nos confirma nuestra percepción del mundo. En la tradición del este de Asia se conoce como la «mente del chango». Aparentemente esta red, distribuida y localizada en regiones interconectadas (la corteza prefrontal medial, la corteza cingulada posterior y el lóbulo parietal inferior), entra en acción cuando estamos pasivos y no interactuamos con el mundo exterior, y se silencia cuando nos relacionamos activamente con el entorno. Esta red, que no se ha detectado en los niños ni en los animales, consume una gran cantidad de recursos y energía y tiene un papel de organizador, de planeador, director de operaciones y en cierto modo dictador que oculta y reprime las emociones. Como si se tratara de un administrador que al no tener estímulos internos entra en acción, dirige el flujo para impedir el desorden entre sistemas muy distintos con funciones muy específicas que incluyen algunas de fundamentales para la supervivencia, como el control de la actividad motora, de la visión, de los sentidos, de la memoria o de la razón. Esta red podría considerarse como la base del yo, del ego. Es la región del cerebro que evolucionó para controlar la incertidumbre y que se estimula cuando recibe premios y atención, así como los *Me gusta* y los corazones en las redes sociales. Esta es la red que lleva la cuenta de nuestra historia

171

personal, vincula nuestras memorias con las expectativas y fabrica nuestra identidad.

Una de las grandes sorpresas del efecto de la psilocibina es que no aumenta la actividad cerebral, sino que reduce la actividad en ciertas áreas, específicamente en la Red de Modo por Defecto. En experimentos recientes con psilocibina, los sujetos que han experimentado la disolución del ego más radical o la pérdida de consciencia de sí mismos son los que mostraban reducciones más notables de la RMD. «La psilocibina parece actuar en el cerebro no al "presionar un juego de botones bioquímicos", sino al abrir la mente de los pacientes a nuevas formas de pensar al respecto de sus vidas y comportamientos», escribe Sheldrake.[1] De manera semejante, los expertos en meditación tienen un resultado similar en los estudios de fMRI, al aplacar la actividad de la Red de Modo por Defecto. Tenemos entonces que las experiencias místicas, la trascendencia y la disolución de las barreras entre el yo y el universo se deberían a la posibilidad de acallar esta red. Los alucinógenos cierran el flujo o bien abren la «válvula de reducción» de la mente (tanto lo que entra como lo que sale) para experimentar el mundo como lo hacen los bebés: sin filtros ni inhibiciones. Esto nos recuerda la «percepción limpia» de la que escribe Aldous Huxley en su libro *Las puertas de la percepción*, refiriéndose a sus experiencias con mescalina.

Estos filtros mentales, que parecen depender de la Red de Modo por Defecto, limitan los torrentes de estímulos e información que recibimos con la intención de optimizar las funciones mentales y evitar la saturación. La causa de que sea así podría residir en que se trata de un método para aumentar la eficiencia y optimización de los re-

1. Sheldrake, *Entangled Life*, cit., p. 115.

cursos, y que en realidad percibamos el mundo de una forma casi telegráfica. Nuestra mente trata de adelantarse a la información recibida, especulando a partir de claves, expectativas y experiencias anteriores. Nuestra mente se la pasa entonces prediciendo, como hace el reglón de búsqueda de Google, que anticipa nuestros deseos con conjeturas nutridas por algoritmos y nuestras previas interacciones, al adelantarse a completar lo que estamos escribiendo. Por lo tanto nuestra experiencia del mundo es una ilusión construida por breves estímulos, modelos preconcebidos y nuestras propias narrativas. Pollan escribe:

> La conciencia de vigilia normal se siente perfectamente transparente y, sin embargo, es menos una ventana a la realidad que el producto de nuestra imaginación, una especie de alucinación controlada. Esto plantea una pregunta: ¿en qué se diferencia la conciencia de vigilia normal de otras producciones aparentemente menos fieles de nuestra imaginación, como los sueños, los delirios psicóticos o los viajes psicodélicos?[1]

Al mismo tiempo, bajo el efecto de las sustancias psicotrópicas, se forman miles de conexiones nuevas entre diferentes regiones del cerebro que usualmente no están en comunicación. Como si el tráfico de mensajes y señales se intensificara llegando a nuevos destinos por caminos que por lo general no son usados. Esto es lo que permite una comunicación más libre entre regiones que usualmente no se comunican y de ahí que se dé la sinestesia.

Carhart-Harris cree que las sustancias psicodélicas actúan al desorganizar el cerebro, al debilitar el control de

1. Pollan, *How to Change Your Mind*, cit., p. 587.

Red de Modo por Defecto. Así mismo, existe mucho interés en explorar, evaluar e incluso medir la influencia de los psicotrópicos en el estímulo del potencial creativo y de resolución de problemas. Si bien esta red parece una fuerza represora de la imaginación, también debe entenderse como un logro de la mente para liberarse del pensamiento mágico, para consolidar al ser al dominar a la mente primitiva, crédula e impresionable. El caos o, como lo denomina Carhart-Harris, la entropía de la mente conduce a «un pensamiento atávico y, en última instancia, a la locura», aunque muy poca entropía «también puede paralizarnos».[1]

La investigadora en neurociencia Gül Dölen, que actualmente tiene su laboratorio en Johns Hopkins, se ha dedicado al estudio de los llamados períodos críticos de la vida, que son esos momentos definidos y limitados, que pueden durar días o años, en que el cerebro está especialmente dispuesto a nuevas experiencia y aprendizajes. Estos usualmente se sitúan en los años de la infancia y son determinantes para la conformación del carácter y comportamiento de los sujetos, ya sea cuando los pájaros aprenden a cantar o los humanos a hablar y a asimilar su cultura. Estos períodos eventualmente se cierran, ya que de mantenerlos abiertos el cerebro se volvería ineficiente e incluso disfuncional. Dölen piensa que, si tuviéramos la capacidad de reabrir esos períodos, las víctimas de accidentes o derrames cerebrales podrían reaprender a hablar y caminar, entre otras cosas.[2] Eso también permitiría a los adultos aprender con

1. Pollan, *How to Change Your Mind*, cit., p. 600.
2. Rachel Nuwer, «The Psychedelic Scientist Who Sends Brains Back to Childhood», *Wired*, 15 de junio de 2023. <https://www.wired.com/story/the-psychedelic-scientist-who-sends-brains-back-to-child

mayor facilidad idiomas, tocar instrumentos o desarrollar nuevas destrezas, como si fueran niños. En sus experimentos, Dölen usó una serie de drogas, incluidas algunas psicodélicas, ya que pensaba que serían la clave para cambiarlo todo en el cerebro. Utilizó MDMA en ratones y encontró que estimulaba un deseo de socializar no solo entre los jóvenes, sino también entre los adultos (en algunos casos, incluso desarrollaban la socialización que no habían adquirido en la infancia) y luego al probar con LSD, psilocibina, ketamina e ibogaína obtuvo resultados semejantes, a pesar de que son sustancias que no suelen estimular la socialización. Para Dölen estos experimentos pusieron en evidencia que los cambios que provocan estas drogas, incluso cuando el cuerpo ya no está bajo su efecto, no suceden en las regiones del cerebro o en los receptores neuronales, sino en la expresión de ciertos genes, que cuantificó en al menos sesenta y cinco. Dölen y su equipo concluyeron que cuanto más duraba un viaje de una droga, más duraba también la apertura del período crítico: el viaje de ketamina suele prolongarse una media hora en los humanos, y el período crítico en los ratones se abre por dos días; con psilocibina el viaje en humanos puede durar cinco horas y dejar abierto ese período por dos semanas en los ratones; y con LSD el viaje humano es de hasta diez horas y abre ese período en los ratones por tres semanas. Esta teoría podría dar una explicación a por qué el uso de psicodélicos puede, en especial pero no únicamente, funcionar como una reinicialización, como un *reboot* del cerebro en un contexto guiado y terapéutico. Las enormes posibilidades que ofrece esta terapia tienen una contraparte: Dölen piensa que así como los sujetos pueden aprender co-

_____

hood/#:~:text=Kids%20soak%20up%20new%20skills,grown%2Dups%20learn%20like%20littles>.

sas o liberarse de traumas al hackear su mente con psicodélicos, también pueden ser objeto de manipulación por parte de personas sin escrúpulos. Un ejemplo podría ser Charles Manson y el consumo de LSD en la «Familia», que tal vez sirvió para lavar los cerebros de los que eventualmente se volverían los asesinos de Sharon Tate (embarazada de ocho meses y medio), Jay Sebring, Abigail Folger, Wojciek Frykowski, Steven Parent, Leno y Rosemary LaBianca y Donald Shea, entre otros. Si Dölen está en lo cierto, las sustancias psicodélicas podrían ofrecer revelaciones fundamentales sobre la estructura y funcionamiento de la consciencia, la forma en que unas cuantas moléculas nos permiten interpretar la realidad, desarrollarnos e integrarnos a una cultura, así como expresar nuestros gustos, almacenar recuerdos y ser humanos.

La consciencia sigue siendo un enorme misterio, pero como propuso Stanislav Grof, un psiquiatra checo que trabajó en el legendario instituto Esalen como experto en psicoterapia asistida por LSD, «las sustancias psicodélicas serán para la psiquiatría lo que el microscopio es para la biología o el telescopio es para la astronomía».[1] ¿De qué otra manera se puede llevar la mente a lugares límite para observar su funcionamiento despojado de la protección del ego y las certezas temporales y físicas? Hasta 1962, año en que el Congreso estadounidense dio a la FDA la autoridad para regular el empleo de las drogas en la investigación científica, era común que los terapeutas tomaran las sustancias psicotrópicas con los pacientes. De esa manera mostraban que no los estaban usando como cobayas, además de ofrecerles un nivel de solidaridad al «acompañarlos» y al adquirir una perspectiva interna de lo que le esta-

1. Pollan, *How to Change Your Mind*, cit., p. 92.

ba sucediendo al paciente. Ahora se considera que eso es muy poco profesional.

Estamos viviendo un renacimiento de la psicodelia y una revolución del micelio, una auténtica explosión de interés y esperanza al respecto de las promesas para la salud y las posibilidades de expandir horizontes mentales que ofrecen los hongos. Después de la explosión intelectual de la psicodelia sesentera, el interés por los hongos alucinógenos, el conocimiento acumulado, el activismo, los protocolos y los resultados científicos fueron enterrados o borrados. El resurgimiento de la cultura psicotrópica en los años noventa comenzó discretamente en laboratorios en diferentes lugares del mundo, retomando experimentos y resultados que habían sido abandonados. Se fue demostrando que buena parte de los horrores que se promocionaban como consecuencias del consumo de estas sustancias eran exageraciones o descaradas falsedades. Con el redescubrimiento de experimentos de los años cincuenta y sesenta, así como por sus propias experiencias, cada vez más científicos se sintieron atraídos a revivir el estudio de estas misteriosas sustancias.

La derecha alucinada

La investigación reciente en el campo de las sustancias psicodélicas tiene una característica peculiar: se ha distanciado de la visión contracultural de los años sesenta del siglo pasado y ha adquirido un tinte pragmatista, individualista y en cierta forma derechista. Como es bien sabido, el uso y la cultura de los psicodélicos durante esa década de los sesenta del siglo pasado estaban entrelazados con las políticas que asociamos a la izquierda: las manifestaciones antibélicas, el regreso a la vida comunitaria, la apertura y tolerancia a la diversidad racial o la justicia social y de clase. Podríamos asumir que el principio unificador de los diversos consumidores de estas sustancias era la libertad.

El regreso de las sustancias psicodélicas también contiene un elemento libertario en el sentido en que lo utiliza la derecha, es decir, como una expresión de rebeldía en contra del Estado pero también de la comunidad, como una ideología conservadora. El interés científico en las sustancias psicodélicas reapareció con fuerza con la antes mencionada fundación de la Asociación Multidisciplinaria de Estudios Psicodélicos o MAPS, por Rick Doblin. Esta organización lideró un movimiento para legalizar los tratamientos para veteranos que padecían de estrés postraumático con psicoactivos, y recibió fondos de la extrema derecha. Una de las principales donantes de la campaña de Donald Trump y benefactora de la cadena conservadora Breitbart News, Rebekah Mercer, donó por lo menos un millón de dólares a MAPS. Bajo la subdirección del confidente y estratega de Trump, Steve Bannon, Breitbart ha publicado reportajes favorables al uso de terapias con MDMA (una sustancia que patentó la farmacéutica Merk en 1912 para la que no encontró uso hasta los años setenta, como asistente para tratamientos psicoterapéuticos), conocida en los clubes y raves como «éxtasis», como señala Nicolas Langlitz.[1]

También varios grupos europeos proalucinógenos se han vinculado con fuerzas ultranacionalistas y la *alt-right*. La revista tradicionalista radical *TYR: Myth, Culture, Tradition*, que lleva el nombre de un dios nórdico de la guerra,

1. Nicolas Langlitz, «Rightist Psychedelia, Society for Cultural Anthropology», en *Society for Cultural Anthropology*, 21 de julio de 2020. <https://culanth.org/fieldsights/rightist-psychedelia>.

publica traducciones del fascista y místico italiano Julius Evola (1898-1974) y del filósofo Alain de Benoist, uno de los padres fundadores de la Nouvelle Droite francesa, junto a artículos del etnofarmacólogo alemán y gurú de las drogas Christian Rätsch sobre los ingredientes embriagadores del hidromiel germánico y una entrevista con el compañero de trabajo de Timothy Leary, Ralph Metzner, sobre las tradiciones chamánicas en la Europa primitiva. Annabel Lee, esposa del editor de *TYR*, tradujo al inglés los libros de Albert Hofmann, quien, como señala Langlitz, estableció relaciones con intelectuales derechistas en Alemania, incluso algunos con pasado nazi como el filósofo Carl Schmitt, después de la Segunda Guerra Mundial.

Robin Carhart-Harris encontró que el consumo de drogas psicodélicas se correlaciona con las orientaciones políticas liberales y de izquierda y la apertura hacia otras religiones, etnias y géneros. Las sustancias psicodélicas son responsables a menudo de cambios de comportamiento, estilo de vida y actitudes hacia la sociedad. Usualmente se considera que quienes consumen sustancias psicodélicas son afines a las ideas de izquierda, pero la historia cultural de los psicodélicos da motivos para dudar de que una sustancia farmacéutica pueda predisponer a los seres humanos a determinadas orientaciones políticas o que pueda provocar cambios ideológicos drásticos. Un ejemplo bien conocido es que William Burroughs, el yonqui bisexual, heredero de una fortuna, uxoricida y autor de libros «obscenos», fue un enemigo de las ideas izquierdistas a pesar de haber sido un aventurero de las experiencias psicotrópicas de todo tipo: se opuso a la noción de un Estado benefactor (aunque él mismo recibió una pensión de su familia hasta que cumplió cincuenta años), al salario mínimo, al control de armas de fuego y a regular los alquileres. Cuando se mudó a vivir a México, le escribió a sus colegas beats (Allen Ginsberg y Jack Kerouac) que Estados Unidos iba camino de volverse un Estado policial como Inglaterra o la Unión Soviética y que México era una especie de oasis donde «nadie trataba de meterse contigo». Burroughs odiaba a los políticos de Washington, a los liberales y a los policías, en ese orden. Nunca cambió de políticas, pero en los años setenta acusó al «capitalismo americano», en particular los millonarios William Randolph Hearst, los Rockefeller y los Vanderbilt, de ser el enemigo, y su filosofía antiautoritaria lo llevó a estar del lado de los manifestantes que en 1968 se rebelaron en contra del Partido Demócrata, así como a sentir simpatía por algunas guerrillas. Hace falta mucho más que drogas psicodélicas para cambiar a una sociedad.

Mencionamos antes que pueblos bélicos como los berserkers noruegos, así como los jíbaros y otros grupos amazónicos, empleaban sustancias psicodélicas para fomentar una actitud agresiva e incluso para inculcar la necesidad de matar, como apunta Langlitz. Se sabe que los nazis, los soldados estadounidenses (por lo menos desde la guerra de Vietnam), las tropas israelíes, las milicias islámicas y muchos otros recurren también al uso de drogas psicotrópicas para entrar en combate. Los efectos de los psicodélicos no solo dependen de los productos farmacéuticos sino también de «la actitud del consumidor y del contexto sociocultural en el que se ingieren», escribe Langlitz.[1] Es necesario precisar que no todos los consumidores de sustancias psicodélicas en la actualidad son derechistas o neonazis o negacionistas del calentamiento global, pero sin lugar a dudas algunos sí lo son.

1. Nicolas Langlitz, «Rightist Psychedelia», cit.

5. LA CIBERDELIA

El valle del silicio y el ácido

El empresario y promotor mesiánico de la psicodelia Alfred Hubbard conoció a Myron Stolaroff (1920-2013), un ingeniero eléctrico que fue asistente del director general de la empresa Ampex, una empresa líder en la fabricación de cinta magnética para grabadoras y que estaba localizada en un valle donde únicamente había granjas y campos de cultivo en el norte de California. Esa región, que fue bautizada como Silicon Valley en 1971, contaba con un gobierno local que estimulaba el crecimiento con impuestos bajos, leyes de mercado extremadamente laxas y numerosos programas de apoyo industrial enfocados en alta tecnología. Además estaba cerca de la Universidad Stanford y era una zona beneficiada por generosos programas de desarrollo del Departamento de Defensa. Stolaroff viajó a Vancouver para buscar a Hubbard y tomar LSD. A su regreso formó un grupo con colegas y conocidos para discutir el potencial del LSD, y Hubbard comenzó a viajar regularmente a Menlo Park para guiarlos en viajes de ácido. En 1961, Stolaroff renunció a su puesto para dedicarse de lleno a la investigación de la psicodelia, para lo que creó la Fundación Internacional para Estudios Avanzados, con Hubbard como experto en residencia, y durante seis años se dedicó a «procesar» a cerca de 350 «clientes» que pagaban alrededor de quinientos dólares por unos tratamientos que consistían en proporcionarles viajes de LSD o mescalina. La Fundación dejó de operar en 1966, y dos años más tarde el LSD fue declarado una droga ilegal, aunque siguió siendo usada entre los ingenieros, académicos y personal de la Universidad Stanford. Ahí, en el Stanford Research Institute, Hubbard dirigía experiencias psicodélicas y el ingeniero aeroespacial Peter Schwartz, que entró a partir de 1973, descubrió que todo el personal técnico en el área de la Bahía entre 1960 y 1970 había tomado el ácido de Hubbard. Para Schwartz, la razón de que sus colegas ingenieros tomaran ácido era que: «Tenías que ser capaz de visualizar una asombrosa complejidad en tres dimensiones, mantenerlo todo en tu cabeza. Descubrieron que el LSD podía ayudar».[1] Puesto que los problemas que debían resolver siempre «involucraban complejidades irreducibles [...], siempre tenías que balancear variables complejas, nunca podías llegar a la perfección, por lo que siempre estabas buscando encontrar patrones. El LSD te muestra patrones».[2] Silicon Valley se erigió, así, sobre una montaña de ácido lisérgico, de acuerdo con Schwartz. Steve Jobs declaró:

> Tomar LSD fue una experiencia profunda, una de las cosas más importantes de mi vida. El LSD te muestra que hay otra cara de la moneda, y no puedes recordarla cuando desaparece el efecto, pero lo sabes. Reforzó mi sentido de lo que era importante: crear grandes cosas en

1. Pollan, *How to Change Your Mind*, cit., p. 313.
2. *Ibid.*

lugar de ganar dinero, volver a poner las cosas en la corriente de la historia y de la conciencia humana tanto como pude.

El catálogo del mundo entero

Stewart Brand, el fundador del *Whole Earth Catalogue*, fue también iniciado en el ácido por Hubbard en 1962 y su papel e influencia en la cultura del Valle ha sido inmensa. El catálogo en cuestión, publicado por el Portola Institute, una fundación educativa sin fines de lucro de Menlo Park, California, apareció en 1968 y era una especie de manifiesto libertario del «hágalo usted mismo» para todo tipo de actividad, que en gran medida sirvió de biblia al desarrollo de los monopolios corporativos contemporáneos de la alta tecnología y dio a luz a un culto individualista, autodidacta y al mito del hacker. Escritor, fotógrafo, veterano del ejército y empresario, Brand que quería crear un compendio de productos, diagramas e instrucciones sobre cómo hacer cosas, así como ofrecer recetas que la gente pudiera aprender. Uno de sus logros fue poner a los indios americanos en el mapa cultural al tratar de integrarlos en el movimiento juvenil y el hipismo de los sesenta. En 1966 lanzó una campaña a partir de una chapa que mandó hacer: «¿Por qué no hemos visto aún una foto de la Tierra completa?». Estaba convencido de que ver una imagen semejante sensibilizaría a la gente de la necesidad de proteger el planeta. Al año siguiente la NASA publicó la primera foto del planeta completo como una esfera azul en medio de la nada. Esta demanda fue el origen del movimiento conservacionista y ecologista. Mientras el movimiento por los derechos civiles peleaba por la desegregación racial y en

183

el ambiente había un torbellino ideológico, el Catálogo estaba a favor del poder personal, de un fortalecimiento intelectual, laboral y económico basado en aprender oficios, volver a trabajar la tierra e independizarse de las instituciones, a la manera de una Ilustración egoísta. El Catálogo, cuyos lemas eran «Mantente hambriento, mantente tonto» y «Acceso a las herramientas», tuvo un éxito inmenso, ganó el National Book Award y vendió más de millón y medio de ejemplares. En 1971 dejó de imprimirse pero se volvió una especie de objeto de culto, un manifiesto irreverente hacia las instituciones y a la vez obsesionado con la fantasía de que las computadoras eran la principal herramienta para la liberación humana. En 1974 Brand publicó su primer libro: *Two Cybernetic Frontiers* (Dos fronteras cibernéticas), que se adelantó en un año a la fundación de Microsoft por Bill Gates y Paul Allen. En 1984 convocó la primera conferencia de hackers. Ese mismo año fundó la primera comunidad en línea, abierta, «The Well», un *chatroom* que tuvo una importancia desmesurada en los inicios de la cultura cibernética; fue ahí donde se discutieron por primera vez muchos de los temas que después conformaron el entorno, las reglas, las amenazas y la adicción relacionados con las computadoras. Como escribe Anna Wiener, Brand fue el puente entre la contracultura hippie y la naciente industria de la computación personal.[1] Steve Jobs llamó al Catálogo «Google impreso, treinta y cinco años antes de que apareciera Google». Sin duda, era fácil verse seducido por la ilusión de arrebatarle las computadoras a las grandes

1. Anna Wiener, «The Complicated legacy of Stewart Brand's "Whole Earth Catalog"», *The New Yorker*, 16 de noviembre de 2018. <https://www.newyorker.com/news/letter-from-silicon-valley/the-complicated-legacy-of-stewart-brands-whole-earth-catalog>.

corporaciones (como IBM) y al ejército para convertirlas en instrumentos personales y civiles para compartir información sin filtros ni mediadores y para construir una sociedad entre iguales. Pollan escribe: «Toda la noción de la cibernética, la idea de que la realidad material puede traducirse en fragmentos de información, también puede deber algo a la experiencia del LSD, con su poder para colapsar la materia en espíritu».[1] Brand declaró: «En cierto punto las drogas no estaban mejorando, pero las computadoras sí».[2]

Había un inmenso optimismo y una voluntad generosa de compartir conocimiento en todos los dominios de la cultura y dar lugar a una especie de nueva Ilustración. Pero también había ingenuidad y arrogancia por parte de este movimiento que se extendió a la revista *Wired*, de cuya fundación participó el propio Brand. No contemplaron la posibilidad de que el ciberespacio se convirtiera en una mina de oro para explotar y monetizar la información personal de los usuarios, ni que los recursos cibernéticos se canalizarían para espiar y hostigar a los usuarios en línea. Quizá no sea justo culpar a Brand, el Catálogo y su feliz ideología presuntamente apolítica de la toxicidad que se padece en internet en el siglo XXI, pero sin duda influyó en la manera en que las comunicaciones y vivencias digitales se fueron transformando al enganchar a los usuarios en servicios restrictivos y asfixiantes que benefician a un grupo muy reducido de corporaciones. El desdén de las instituciones y el desprecio de la autoridad (que provenía de téc-

1. Pollan, *How to Change Your Mind*, cit., p. 353.
2. Citado por Carole Cadwalladr, «Stewart Brand's Whole Earth Catalog, the book that changed the world», *The Guardian*, 4 de mayo de 2013. <https://www.theguardian.com/books/2013/may/05/stewart-brand-whole-earth-catalog>.

nicos e ingenieros que en buena medida recibían subsidios del gobierno federal y a veces del ejército) no se tradujo en un espacio de libertad, sino en dar rienda suelta a mecanismos corporativos de opresión y explotación; en definitiva, un sistema que conocemos como capitalismo de vigilancia.

La corporativización psicodélica

Hoy se sabe mucho más de estas sustancias psicotrópicas de lo que se conocía hace tres décadas. Y ese mundo está mucho más extendido en nuestra cotidianidad en gran medida porque la experiencia digitalizada e hiperconectada que vivimos hoy está fuertemente influenciada por visiones psicodélicas. Las relaciones que tenemos en la virtualidad y en internet constituyen una parte importante de nuestras vidas y son en buena medida el resultado de creaciones y diseños de programadores, ingenieros y visionarios que se inspiraron en sus aventuras alucinógenas y a menudo trataron de recrear con algoritmos y gráficos de polígonos la percepción aumentada de los psicotrópicos. Esto ha universalizado una estética alucinada (por llamarla de alguna manera) que es resultado de mezclas de estilos que pueden ser o no representaciones de lo visto, sentido y escuchado en viajes de psicotrópicos, pero que definitivamente viene a predisponer las percepciones de todo aquel que consume esas drogas. En la década de los noventa, Leary sustituyó su viejo lema «*Turn on, tune in, drop out*», por «*Turn on, boot up, jack in*» («Enciéndete, inicializa y conéctate»), como una manera de incorporarse a la revolución ciberdélica, y declaró que la computadora personal era el LSD de los noventa.

Hofmann abrió las puertas de la percepción alterada con el LSD, que era un producto creado en el seno corporativo. De manera semejante, muchos ingenieros y programadores que trabajaban en la Universidad Stanford y el MIT desarrollando sistemas de correo electrónico y otros recursos digitales de comunicación e información en el marco de la creación de la red ARPANET, que eventualmente evolucionó para dar lugar a Internet, consumían LSD para estimular y acelerar la creatividad. Numerosas herramientas digitales que son ahora comunes y corrientes, como los efectos especiales cinematográficos o los programas que crean fractales, generan imágenes inspiradas por los efectos que producen los alucinógenos. Probablemente ninguna industria, quizá ni siquiera la música ni las artes, ha adoptado el uso de alucinógenos con el fervor que lo han hecho los emprendedores, programadores, diseñadores e ingenieros en el valle del silicio. La cultura de la microdosificación se ha convertido en un dogma para muchos que apuestan que su creatividad se ve mejorada y expandida al emplear dosis de una quinta parte de la porción usual para un viaje de psilocibina o una décima parte de uno de LSD. Algunas empresas han instituido costumbres como los «Microdosing Fridays» y otras incluyen en su entrenamiento para reclutar nuevos empleados sesiones de psicotrópicos. Asimismo, hay compañías que han incorporado guías y entrenadores de viajes psicodélicos a su nómina, como recursos para mejorar su competitividad. El uso de sustancias psicodélicas para estimular la imaginación, creatividad, enfoque, resolución de problemas y productividad se ha normalizado en esa y otras industrias.

James Fadiman, psicólogo y autor de *The Psychedelic Explorer's Guide*, que realizó algunos de los últimos experimentos legales en 1966 con ácido, como investigador de la Fundación Internacional para Estudios Avanzados, en Menlo Park, comenzó hace unos años a recopilar encuestas de profesionales que emplean protocolos de microdosificación para mejorar su rendimiento creativo. Fadiman cree que los resultados positivos de esta técnica se deben a que «con las drogas psicodélicas, que funcionan uniéndose al receptor de serotonina 5-HT$_{2A}$ del cerebro, se pueden ver patrones y pasar de la abstracción a la visualización más fácilmente».[1] Una hipótesis de Carhart-Harris es que las moléculas psicodélicas causan que las neuronas disparen sus señales de tal manera que las oscilaciones usuales del cerebro pierden la sincronía.[2]

Rick Doblin, asegura que tanto MAPS como el Instituto de Investigación Heffter (que fue cofundado por Dennis McKenna), que se dedica al estudio de la psilocibina para tratamientos de adicciones y desórdenes mentales, han recaudado más del cincuenta por ciento de sus fondos de directores de empresa de alta tecnología de Silicon Valley. Se espera que el mercado de las sustancias psicodélicas crezca de los 4.870 millones de dólares en 2022 a 11.820 millones de dólares para 2029. Por el momento, tan solo en dos estados de Estados Unidos es legal tener y consumir psicotrópicos: Oregón y Colorado; en el resto del país se considera aún un crimen. Eso no ha detenido ni desacelerado su uso en el valle del silicio. En noviembre de 2020 se aprobó la Medida 109, que entró en vigor a principios de 2023, y que legaliza el uso de la psilocibina en sitios supervisados con fines terapéuticos. Sin embargo, como sucede a menudo en Estados Unidos, esta legalización da lugar a

1. Will Yakowicz, «Silicon Valley's Best-Kept Productivity Secret: Psychedelic Drugs», *Inc*, 16 de octubre de 2015. <https://www.inc.com/will-yakowicz/entrepreneurs-use-lsd-psilocybin-to-boost-creativity.html>.

2. Pollan, *How to Change Your Mind*, cit., p. 598.

una situación paradójica, ya que la medicina asistida por psicodélicos sigue siendo ilegal. Así, una sesión sería conducida por un «facilitador» y no un médico ni terapeuta ni nadie con una credencial o educación de proveedor de atención médica o sanitaria. La responsabilidad del tratamiento recae en un instructor, técnico o *coach* (con preparatoria y ciento sesenta horas de formación). Esto se debe a que así no se expone a los profesionales del servicio de salud a demandas que afectarían al voraz sistema de seguros médicos. Colorado, en cambio, sí ha seguido la ruta de legalizar la medicina con psicodélicos y así la terapia se ofrecerá en un contexto médico.

En abril de 2017 tuvo lugar la conferencia de ciencia psicodélica en el hotel Marriot de Oakland. Un evento que algunos compararon con un festival de música al estilo del Coachella. Las estrellas de la ciencia psicodélica se presentaron ante auditorios repletos y desbordantes para hablar de las inmensas virtudes del uso de psicotrópicos en la cura de trastornos mentales, así como para mejorar el ánimo, la creatividad, la productividad y hasta la capacidad deportiva mediante microdosis. De alguna forma, el acto parecía una reivindicación de la contracultura que fue reprimida y enviada a la oscuridad de la marginación y la represión medio sigo atrás. Pero también podría verse como una celebración capitalista eufórica de la conquista de nuevos productos para enriquecer aún más a las farmacéuticas. Al inicio de la nueva oleada de terapias psicodélicas, las farmacéuticas se mantuvieron al margen ya que los psicodélicos no parecían un buen negocio (se usan pocas dosis a lo largo de una vida), por lo menos no tan bueno como el que proporcionan los medicamentos de prescripción que se usan para la depresión y el síndrome postraumático, que son caros, se pueden usar a diario durante años o para toda la vida y pueden generar dependencia. Esa conferencia puso en evidencia los numerosos nichos del mercado que se abrían al dar legitimidad a las terapias con psicotrópicos. Lo que más llama la atención de esos esfuerzos por apropiarse de la medicina o magia de pueblos indígenas es que al producto que venden estas farmacéuticas se le ha borrado el elemento humano, más allá de la mención exotista de rigor, necesaria para validar la autenticidad. Se vende el fármaco, se elimina el contexto, el chamán, la cultura y comunidad indígena de donde proviene. Queremos la droga, pero no el ritual que le daba sentido.

Mi amigo Christian Wenhammar me cuenta que en su centro holístico en la costa del estado mexicano de Guerrero, los rituales tienen su temporada alta en febrero. Me describe uno planeado por un grupo de doce texanos que tendrán una ceremonia de ayahuasca, al día siguiente de peyote y al otro nuevamente ayahuasca, con un par de chamanes, lo cual parece una exageración y él considera un error. «Es un atasque. Después de una experiencia fuerte de ayahuasca o mescalina, no te vuelves a meter otra cosa inmediatamente. Es el negocio para vender más. Es creer en la ilusión de que la "medicina" te va a hacer trabajar más, para aliviar tus problemas.»

Realidad virtual, realidad aumentada, realidad psicodélica

Podemos tratar de comparar los efectos de los enteógenos con la realidad aumentada digital, que puede mostrarnos aspectos invisibles e información al superimponerlos a la visión y el sonido, así como con la realidad virtual, de la cual McKenna escribió que era «la tecnología que nos ayudará a mostrarnos nuestros sueños». Antes de enfermar de cáncer, McKenna estableció muchas relaciones con ingenieros, inventores, ejecutivos y visionarios del valle del silicio. La construcción del ciberespacio le interesaba y fascinaba y sabía que su arquitectura estaría en deuda con la psicodelia:

> Puedes pensar en los psicodélicos como enzimas o catalizadores para la producción de estructuras mentales; sin ellos, no puedes entender lo que estás implementando. ¿Quién querría hacer arquitectura de máquinas o escribir software sin tomar psicodélicos en algún punto del proceso de diseño?[1]

Él creía que en la ciberdelia, que es la fusión del ciberespacio y la psicodelia, «los artistas gobernarían porque el mundo estaría hecho de arte», como dijo en una conferencia en Alemania.[2] Y añadió:

> Mi fantasía para la realidad virtual es usarla como una tecnología para objetivar el lenguaje. Porque si pudiéramos ver lo que queremos decir cuando hablamos sería una especie de telepatía. El método que usamos para comunicarnos ahora, pequeños ruidos bucales que se mueven a través del espacio como señales acústicas y que requieren de la consulta en diccionarios, no es una banda ancha de comunicación y, sin embargo, el mundo entero se mantiene unido por esos pequeños ruidos

1. Wired, «Terence McKenna's Last Trip», cit.
2. Deus Ex McKenna - Terence McKenna Archive, *Terence McKenna @ The Cyberdome* (1991), YouTube. <https://www.youtube.com/watch?v=kMyBecqEN4o>.

bucales y sus transducciones electrónicas en la radio, la televisión y demás.[1]

Terence aspiraba a mucho más que imágenes digitales de viajes psicodélicos. Su objetivo era la aparición de un lenguaje visual universal, una especie de telepatía, en constante evolución que sirviera para comunicarnos eficientemente y con un potencial muy superior al que permitía el lenguaje. Pensaba que al manipular las imágenes computarizadas podríamos transformarnos en chamanes de una tecnología trascendental que pudiera comunicarnos con extraterrestres o mentes no humanas. Hoy podríamos pensar que la inteligencia artificial es una manifestación temprana y precoz de esa idea. McKenna creía que al desarrollar y combinar programas, diseños e ingeniería de cómputo, en un período de diez o veinte años no seríamos capaces de distinguir si una cosa era producto del código de la máquina o era algo con consciencia autónoma. Pero el ciberespacio es algo que sucede fuera de nosotros, es la mente la que debe abordarlo, mientras que las visiones y alucinaciones con enteógenos suceden en nuestro interior; aunque sean influidas o provocadas, dependen de factores impredecibles.

El poeta, anarquista y creador del concepto de las Zonas Autónomas Temporales, Peter Lamborn Wilson (1945-2020), quien firmaba a veces como Hakim Bey, escribió que tanto la enteogénesis (el nacimiento de lo divino en el interior) como la cibertecnología trataban acerca de información y por tanto de epistemología. Ambas forma-

1. Tim Hinchliffe, «Terence McKenna's "cyberdelic" predictions for Virtual Reality 25 years on», en *Sociable*, 2016. < https://so ciable.co/technology/terence-mckennas-cyberdelic-predictions-for-virtual-reality-25-years-on/>.

ban sistemas gnósticos «implicados en el objetivo de conocer lo que emerge del golfo que parece separar a la mente/alma/espíritu del cuerpo».[1] Wilson consideraba que mientras que la versión enteogénica de alcanzar ese conocimiento consistía en expandir la definición del cuerpo para incluir el neuroespacio, la cibernética invitaba a la disolución del cuerpo en información. Pero para él ambos eran simplemente mitos poderosos despojados de programa político; imágenes de ciencia ficción con tintes apocalípticos que no abrían posibilidades reales de liberación.

Para McKenna, toda la historia humana, con sus libros, templos y campos de batalla mecanizados, es en realidad una onda retrospectiva en el tiempo causada por este apocalipsis que se aproxima y que puede ser resultado de una creación de una nueva cultura humana-maquinal que resuelva los conflictos y miserias de nuestra especie de manera contundente. Él pensaba que la inteligencia artificial podría ser un catalizador para el cambio, pero que si esta no era guiada por la compasión del bodhisattva («aquel ser iluminado cuyo objetivo es despertar y tiene como meta hacer que otros también lo hagan») estábamos perdidos. McKenna dijo:

Dos conceptos, las drogas y las computadoras, están migrando para encontrarse. Si añades el concepto «persona» y dices que estos tres conceptos –drogas, computadora y personas– están migrando hacia un encuentro, entonces te das cuenta de que el cuerpo de

1. Peter Lamborn Wilson, «Cybernetics & Entheogenics», conferencia impartida en Tactica Media Amsterdam, 2018. <https://theanarchistlibrary.org/library/peter-lamborn-wilson-cybernetics-entheogenics-from-cyberspace-to-neurospace>.

mono está aún sosteniendo buena parte de nuestra estructura lingüística. Pero si el mono se disolviera, entonces sería mucho más factible definirnos como información pura.[1]

En su entrevista con Mark Dery, McKenna comentó:

> Ahora estamos en condiciones de comprender y confrontar realmente este Objeto Trascendental al final del Tiempo y estamos excavando hacia él con drogas psicodélicas y maquinaria cibernética y demás, y él está excavando hacia nosotros a su manera (que es incomprensible para nosotros en este momento).

McKenna explotó con su hábil retórica la inminencia de un apocalipsis, pero sabía perfectamente que la historia no puede ser objeto de cálculos predictivos sobre la base de episodios subjetivamente elegidos como parteaguas. La onda del tiempo era una fantasía cifrada en un lenguaje matemático y elaboradas visiones filosóficas y chamanísticas para darle sentido a la historia y tratar de descubrir las leyes que la guían. Con todo, quizá en el fondo sí esperaba que el evento del 21 de diciembre de 2012 sería algo que reordenaría enormemente la realidad. Hoy podemos pensar que la fecha que él eligió no fue adecuada. A lo mejor sería más pertinente señalar el día en que fue lanzado el iPhone: el 29 de junio de 2007. El teléfono inteligente que al popularizarse en el mundo entero normalizó el concepto de estar conectado todo el tiempo a internet y añadió un nivel virtual a la existencia. Y esta experiencia de tiempo completo y omnipre-

1. «In Praise of Psychedelics», cit.

sente del ciberespacio ha traído cosas fabulosas y alucinantes, pero también el lado de la pesadilla que se traduce como el quebranto de los ideales democráticos, el abandono de las vivencias a favor de la contemplación de pantallas, la fractura de los modelos económicos y el engendro de una clase trillonaria capaz de imponerse a la política. La ciberdelia reconfiguró relaciones sociales, económicas y políticas y dio lugar a un mundo tan extraño e insólito que bien merecería considerarse el punto de quiebre de cualquier onda temporal con resonancias con muchos otros eventos históricos.

CONCLUSIÓN

¿Cuál es el planeta de los hongos?

Por ahora es imposible demostrar que la psilocibina sea una tecnología para hackear la mente o un dispositivo biológico que permita acceder a una red de conocimiento que se expresa verbal y visualmente o un sistema de comunicación interplanetario. Sin embargo, sí es una sustancia que actúa en varias fases o pasos para cumplir una función extremadamente específica y compleja. Es un recurso para derribar la barrera del ego, que impide abrirse a experiencias trascendentales en un esfuerzo por proteger la individualidad. Al ingerir alucinógenos usualmente se pasa por una fase de euforia y vitalidad; esos estímulos en ocasiones conducen a un punto en que el ego se colapsa y es entonces cuando se tiene acceso a una red inacabable de sensaciones, información y quizá sabiduría. En un primer nivel, los alucinógenos pueden mejorar los sentidos, afinar la vista, el oído, el tacto y el olfato. De esa manera mejoran nuestras destrezas de supervivencia, y esa podría ser la razón por la que nuestros ancestros los consumían. Pero, en un nivel más alto, los hongos parecen abrir puertas de percepción, hacer legibles señales, patrones y lenguajes que normalmente están fuera de lo que podemos entender o siquiera registrar.

No hay duda que en cierta forma mis amigos y yo, conocidos y compañeros de viajes, fuimos parte de la resaca del fenómeno psicodélico, nos apropiamos de los hongos y de sustancias que para otros tuvieron sentido ritual y mágico para usarlos por diversión, sin el menor respeto. Fuimos herederos de una generación que perseguía frenéticamente estímulos y experiencias límite. Como impacientes y caóticos exploradores de la psique nos enfrentamos a estados alterados sin tener idea de lo que representaban. Pero es importante preguntarnos contra qué o quién fuimos transgresores e irreverentes: ¿contra las culturas tradicionales, contra seres divinos, contra el propio hongo, contra nuestra consciencia? Eso no lo puedo responder.

¿Aprendimos algo en estos viajes? Creo que sí. A muchos, como he dicho antes, nos cambió la vida. Tuvimos revelaciones, o por lo menos eso creímos, y en algunos casos los efectos se extendieron por muchos años. Ahora bien, mis malos viajes fueron contundentes y los interpreté como una señal de que no debía volver a intentarlo. Por supuesto que eso responde a una visión animista, que implica que el hongo me dio una señal con un mensaje que significaba: «La tercera es la vencida». Y al creer en esto hay dos posibilidades: asumir que el hongo no solo es inteligente sino que tiene una identidad, consciencia, voluntad, filosofía y un plan, es decir que el hongo «es habla», como dicen los mazatecos y otros pueblos; o bien que la intensidad de la experiencia hace que nuestro cuerpo se proteja y nos haga rechazar otra dosis. La pregunta es si estamos hablando del lenguaje de la bioquímica y su respuesta sensorial o bien de un vínculo con un ser extraño a nivel emotivo, sentimental y quizá moral. Muchos han querido entender en los efectos del hongo y otros psicotrópicos mensajes ecologistas y por tanto de una responsabilidad hacia la tierra. Ahora que sabemos mucho más que hace un par de décadas acerca de la función de los hongos como sistema de información, protección y distribución de nutrientes en los bosques, este mensaje se hace un poco más creíble.

En un viaje de hongos en la selva de Palenque vi como las plantas y la naturaleza que me rodeaban eran los residuos vivientes de una civilización anterior a la humana, escombros de un universo desaparecido a partir del cual habíamos surgido nosotros y que permitía nuestra existencia. Al desaparecer la especie humana dejaremos algo equivalente: un mundo vivo de sustancias químicas y plásticos, una nueva «naturaleza» tóxica para nosotros pero ideal para nuestros sucesores. Es un lugar común pensar que después del apocalipsis nuclear y/o climático, cuando la humanidad sea borrada de la superficie del planeta, las cucarachas dominarán la tierra y las aguas malas serán los amos de los grises y pestilentes océanos. Hoy creo que en ese escenario los hongos seguirán existiendo, casi como si nada hubiera pasado, transformando sustancias, limpiando el mundo de toxinas, venenos y materiales radioactivos que irán aprendiendo a procesar y eliminar. La función de los hongos es reciclar los desechos tanto en la tierra como en las mentes. Se multiplicarán caprichosamente los imperturbables micelios y seguirán produciendo psilocibina y otras sustancias psicotrópicas para los seres que lleguen a ocupar nuestro lugar. Es difícil cuestionar la certeza de que este es el planeta de los hongos y nosotros tan solo somos visitantes.

BIBLIOGRAFÍA

AGUILAR, Manuel, «Etnomedicina en Mesoamérica», en *Arqueología Mexicana*, n. 59, pp. 26-31. <https://arqueo logiamexicana.mx/mexico-antiguo/etnomedicina-en-mesoamerica>. Consultado el 1 de noviembre de 2023.

ALLEGRO, John Marco, *The Sacred Mushroom, and the Cross*, Sphere Books, Londres, 1970.

AUSPITZ, Josiah Lee, «Editorial», en *The Harvard Review* vol. 1, n. 4, verano de 1963, 27 de mayo de 1963. <ht tps://www.thecrimson.com/article/1963/5/27/the-har vard-review-pby-devoting-this/>. Consultado el 1 de no-viembre de 2023.

BROWN, Jerry B. y Julie M. BROWN, *The Psychedelic Gospels. The Secret History of Hallucinogens in Christianity*, Park Street Press, Rochester (Vermont) y Toronto, 2016. (Edición en PDF)

—, «Entheogens in Christian art: Wasson, Allegro, and the Psychedelic Gospels», en *Journal of Psychedelic Studies*, 10.1556/2054.2019.019, 11 de septiembre de 2019. <https://www.researchgate.net/publication/335738532_ Entheogens_in_Christian_art_Wasson_Allegro_and_

the_Psychedelic_Gospels>. Consultado el 1de noviembre de 2023.

CADWALLADR, Carole, «Stewart Brand's Whole Earth Catalog, thc book that changed the world», *The Guardian*, 4 de mayo de 2013. <https://www.theguardian. com/books/2013/may/05/stewart-brand-whole-earth-catalog>. Consultado el 1 de noviembre de 2023.

DAHL, Henrik, «Apolitical Pharmacology: From Altruism to Terrorism in Psychedelic Culture», en *The Oak Tree Review*. <https://oaktreereview.com/apolitical-pharmacology-from-altruism-to-terrorism-in-psychede lic-culture/>. Consultado en noviembre de 2023.

DERY, Mark, «Struck by Noetic Lightning: Terence McKenna Meets the Machine Elves of Hyperspace», en *Follow for Now: Interviews with Friends and Heroes*, Roy Christopher (ed.), Well Red Bear, Seattle, 2007.

DEVERAUX, Paul, *The Long Trip: A Prehistory of Psychedelia*, Penguin Books, Nueva York, 1997.

DISHOTSKY, N. I., *et al.*, «LSD and genetic damage», *Science*, 30 de abril de 1971, 172(3982): pp. 431-440. <https://pubmed.ncbi.nlm.nih.gov/4994465/#:~:text= We%20conclude%20that%20chromosome%20da mage,damage%20detectable%20by%20available%20 methods>. Consultado el 20 de Agosto de 2023.

ESTRADA, Álvaro, *Vida de María Sabina: La sabia de los hongos*, Siglo XXI, México, 1989.

FEENEY, Kevin, «Revisiting Wasson's Soma: exploring the effects of preparation on the chemistry of *Amanita muscaria*», en *J Psychoactive Drugs*, diciembre de 2010, 42(4):499-506. <https://pubmed.ncbi.nlm.nih.gov/21 305914/>. Consultado el 1 de noviembre de 2023.

FEINBERG, Ben, «Undiscovering the Pueblo Mágico: Lessons from Huautla for the Psychedelic Renaissance», en Beatriz Caiuby Labate y Clancy Cavnar (eds.), *Plant Medicines, Healing and Psychedelic Science*, Springer, Cham (Suiza), 2018, pp. 37-54. DOI: 10.1007/978-3-319-76720-8_3 Abril 2018. <https://www.research-gate.net/publication/324822495_Undiscovering_the_Pueblo_Magico_Lessons_from_Huautla_for_the_Psy chedelic_Renaissance>. Consultado el 12 de octubre de 2023.

GANNON, Megan, «400 years ago, visitors to this painted cave took hallucinogens, *National Geographic*, 23 de noviembre de 2020, <https://www.nationalgeographic. com/science/article/400-years-ago-visitors-painted-ca ve-took-hallucinogens?rnd=1683120151954&logge din=true>. Consultado en octubre de 2023.

GIMÉNEZ, M. A., «Los hongos alucinógenos en la obra "Historia de las cosas de Nueva España" de Fray Bernardino de Sahagún», publicado por el Departamento de Farmacia y Tecnología Farmacéutica de la Universidad de Granada. <https://revistaseug.ugr.es/index.php/ars/article/view/25685/23981>. Consultado el 1 de noviembre de 2023.

GRAEBER, David y David WENGROW, *The Dawn of Everything. A New History of Humanity*, Penguin Random House, Canada, 2021. [Ed. esp.: *El amanecer de todo*, trad. de Joan Andreano Weyland, Barcelona, Ariel, 2022.]

GUZMÁN, Gastón, «Las relaciones de los hongos sagrados con el hombre a través del tiempo», en *Anales de antropología*, vol. 50. n. 1 (enero-junio 2016), pp. 134-147. <https://www.elsevier.es/es-revista-anales-antropolo-gia-95-articulo-las-relaciones-hongos-sagrados-con-S0 185122515000089>. Consultado el 1 de noviembre de 2023.

HEIM, Roger y R. Gordon WASSON, «The "Mushroom Madness" of the Kuma», en *Botanical Museum Leaflets*, Harvard University, vol. 21, n. 1 (11 de junio de 1965).

HERNÁNDEZ, Francisco, *Historia natural de Nueva España*, en *Obras completas*, t. 1, Ciudad de México, Universidad Nacional de México, 1959.

HERRERA, Teófilo, «De los que saben de hongos», en *Revista de cultura científica*, Facultad de Ciencias, Universidad Nacional Autónoma de México. <https://www.revistacienciasunam.com/en/177-revistas/revista-cien cias-28/1711-de-los-que-saben-de-hongos.html>. Consultado el 1 de noviembre de 2023.

HINCHLIFFE, Tim, «Terence McKenna's "cyberdelic" predictions for Virtual Reality 25 years on», en *Sociable*, 21 de febrero de 2016. <https://sociable.co/technology/te rence-mckennas-cyberdelic-predictions-for-virtual-reali ty-25-years-on/>. Consultado el 1 de noviembre de 2023.

HIGH TIMES, «High Times Greats: Interview with Albert Hofmann, The Man Who First Synthesized LSD», 10 de enero de 2020. <https://hightimes.com/culture/al bert-hofmann-lsd-interview/>. Consultado el 1 de noviembre de 2023.

HOFMANN, Albert, *LSD: My Problem Child: Reflections on Sacred Drugs, Mysticism and Science*, Multidisciplinary Association for Psychedelic Studies, Nueva York, 2017.

HORGAN, John, «Was Psychedelic Guru Terence McKenna Goofing About 2012 Prophecy?», en *Scientific American*, 6 de junio de 2012. <https://blogs.scientificame rican.com/cross-check/was-psychedelic-guru-terence-mckenna-goofing-about-2012-prophecy/>. Consultado el 1 de noviembre de 2023.

HUXLEY, Aldous, *Las puertas de la percepción*, trad. de Elena Rius, Barcelona, Edhasa, 2004.

—, *Music at Night and Other Essays*, Chatto & Windus, Londres, 1957. [Ed. esp.: *Música en la noche*, trad. de Miguel Martínez-Lage, Barcelona, Kairós, 2003.]

ILLANA-ESTEBAN, Carlos, «Los hongos de los códices mexicanos», en *Yesca*, n. 25, 2013, pp. 29-36. <https://ebuah.uah.es/dspace/handle/10017/19770>. Consultado el 4 de noviembre de 2023.

—, «Los hongos alucinógenos, Wasson y la CIA», 20 de octubre de 2021. <https://www.researchgate.net/publication/355425268_Los_hongos_alucinogenos_Wasson_y_la_CIA>. Consultado el 4 de noviembre de 2023.

JAY, Mike, «Fungi, Folklore, and Fairyland», en *The Public Domain Review*, 7 de octubre de 2020. <https://publicdomainreview.org/essay/fungi-folklore-and-fairyland/>. Consultado el 4 de noviembre de 2023.

—, «Why is psychedelic culture dominated by privileged white men?», en *Aeon*, 26 de junio de 2019. <https://aeon.co/ideas/why-is-psychedelic-culture-dominatedby-privileged-white-men>. Consultado el 5 de octubre de 2023.

LANGLITZ, Nicolas, «Rightist Psychedelia», en *Society for Cultural Anthropology*, 21 de julio de 2020. <https://culanth.org/fieldsights/rightist-psychedelia>. Consultado el 30 de agosto de 2023.

LEMUS, Rafael, «Jorge Cuesta, dos veces suicidado», en Leila Guerriero (ed). *Los malditos*, Universidad Diego Portales, Santiago de Chile, 2011.

LETCHER, Andy, *Shroom: A Cultural History of the Magic Mushroom*, Faber and Faber, Londres, 2006.

LEVIN, Jay, «In Praise of Psychedelics», entrevista incluida en Terence McKenna, *The Archaic Revival*, Harper Collins, San Francisco, 1991.

LIN, Tao, «Dennis and Terence McKenna: Parts of an Intellectual Dyad», en Vice, 2 de septiembre de 2014. <https://www.vice.com/en/article/vdpxea/dennis-and-terence-mckenna-parts-of-an-intellectual-dyad-902>. Consultado el 23 de Agosto de 2023.

—, «Psilocybin, the Mushroom, and Terence McKenna», en *Vice*, 12 de agosto de 2014. <https://www.vice.com/en/article/yvqqpj/psilocybin-the-mushroom-and-terence-mckenna-439>. Consultado el 23 de agosto de 2024.

LOWY, Bernard, «Ethnomycological Inferences from Mushroom Stones, Maya Codices, and Tzutuhil Legend», en *Revista Interamericana*, Universidad de Puerto Rico, 1980. <https://www.samorini.it/doc1/alt_aut/lrlowy-ethnomycological-inferences-mushroom-stones-tzutuhil-legend.pdf>. Consultado el 1 de noviembre de 2023.

McKENNA, Terence, *True Hallucinations: Being an Account of the Author's Extraordinary Adventures in the Devil's Paradise*, HarperCollins, Nueva York, 1993. [Ed. esp.: *Alucinaciones reales*, trad. de Pablo López Pavillard, Castellar de la Frontera, Castellarte, 2001.]

—, «Mushrooms and Evolution», incluido en *The Archaic Revival: Speculations on Psychedelic Mushrooms, the Amazon, Virtual Reality, UFO's Evolution, Shamanism the Rebirth of the Goddess, and the End of History*, HarperCollins, Nueva York, 1991.

McKENNA, Terence y Dennis, *The Invisible Landscape. Mind Hallucinogens and the I Ching*, Harper, San Francisco, 1965.

MEYER, Peter, «The Zero Date», en *Fractal Timewave*, 1999 (modificado en 2006). <https://www.fractal-timewave.com/articles/zerodate_10.html>. Consultado el 1 de noviembre de 2023.

MILLER, Richard J., *Drugged. The Science and Culture Be-*

hind Psychotropic Drugs, Oxford University Press, Nueva York, 2014.

—, «Religion as a Product of Psychotropic Drug Use», *The Atlantic*, 27 de diciembre de 2013. <https://www. theatlantic.com/health/archive/2013/12/religion-as-a-product-of-psychotropic-drug-use/282484/>. Consultado el 1 de noviembre de 2023.

NUWER, Rachel, «The Psychedelic Scientist Who Sends Brains Back to Childhood», *Wired*, 15 de junio de 2023. <https://www.wired.com/story/the-psychede lic-scientist-who-sends-brains-back-to-childhood/#:~: text=Kids%20soak%20up%20new%20skills,grown% 2Dups%20learn%20like%20littles>. Consultado el 1 de noviembre de 2023

OSBORNE, Hannah, «Fungi Appear to talk in a Language Similar to Humans», *Newsweek*, 5 de abril de 2022. <https://www.newsweek.com/fungi-language-commu nication-talk-similar-humans-1695146>. Consultado el 7 de diciembre de 2022.

OSMOND, H. y J. AGEL, *Predicting the Past: Memos on the Enticing Universe of Possibility*, Macmillan, Nueva York y Londres, 1981.

OSS, O. T. y O. N. OERIC, *Psilocybin: Magic Mushroom Grower's Guide*, And/Or Press, Berkeley (California), 1976.

PALMA RAMÍREZ, Gilberto, *et al.*, «Revisión histórica de los hongos psilocibios», en *Educación y Salud*, Boletín Científico del Instituto de Ciencias de la Salud, Universidad Autónoma del Estado de Hidalgo, Publicación semestral, vol. 8, n. 16 (2020), pp. 174-186. <https://re pository.uaeh.edu.mx/revistas/index.php/ICSA/article/ view/4790>. Consultado el 12 de octubre 2023.

PÉREZ MONTFORT, R., «Estudiosos, científicos, esotéricos, literatos y artistas: conocimiento y creación en torno a las drogas mexicanas (1930-1945)», *Mundo Amazónico*, 9(1), pp. 203-225. <http://dx.doi.org/10. 15446/ma.v9n1.66268>.

PETRI, G., P. EXPERT, F. TURKHEIMER, *et al.*, «Homological Scaffolds of Brain Functional Networks», en *Journal of The Royal Society Interface*, 6 de diciembre de 2014. <https://royalsocietypublishing. org/doi/full/10.1098/rsif.2014.0873>. Consultado el 1 de noviembre de 2023.

POLLAN, Michael, *How to Change Your Mind. What the New Science of Psychedelics Teaches Us About Consciousness, Dying, Addiction, Depression, and Transcendence*, Penguin Books, Nueva York, 2018.

REAY, Marie, «Mushroom Madness», en *New Guinea Highlands*, Oceania, vol. 31, n. 2 (diciembre de 1960).

SAHAGÚN, Fray Bernardino, *Historia de las cosas de Nueva España*», edición dirigida por A. M. Garibay, Porrúa, México, 1985.

SANDERS, Laura, «Slime Mold Grows Network Just Like Tokyo Rail System», *Wired*, 22 de enero de 2010. <https://www.wired.com/2010/01/slime-mold-grows-network-just-like-tokyo-rail-system/>. Consultado en octubre de 2023.

SHELDRAKE, Merlin, *Entangled Life. How Fungi Make Our Worlds, Change Our Minds & Shape Our Futures*, Random House, Nueva York, 2020. [Ed. esp.: *La red oculta de la vida*, trad. de Ton Gras Cardona, Planeta, Barcelona, 2020.]

SOLDANI, Federico, «The Birth of Psychedelic», en *PsyPolitics*, 10 de mayo de 2021. <https://psypolitics.org/2021/05/10/the-birth-of-psychedelic-1981-2021/>. Consultado en octubre de 2023.

THOMAS, Benjamin, «"Mushroom Madness" in the Papua New Guinea Highlands: A Case of Nicotine Poisoning?», en *Journal of Psychoactive Drugs*, 34:3. <DOI: 10.1080/02791072.2002.10399970>.

WASSON, Robert Gordon, *The Wondrous Mushroom. Mycolatry in Mesoamerica*, McGraw-Hill Book Company, Nueva York, Saint Louis, 1980.

—, *Soma: Divine Mushroom of Immortality*, Harcourt Brace Jovanovich, Nueva York, 1972.

WASSON, Robert Gordon, Carl A. P. RUCK y Albert HOFFMAN, *El camino a Eleusis: Una solución al enigma de los misterios*, trad. de Felipe Garrido y Dennis Peña, FCE, México, 1994.

WENNER, Jann S., «Lennon Remembers, Part One», *Rolling Stone*, 21 de enero de 1971. <http://www.rolling stone.com/music/news/lennon-remembers-part-one-19710121>. Consultado el 1 de noviembre de 2023.

WIENER, Anna, «The Complicated legacy of Stewart Brand's "Whole Earth Catalog"», *The New Yorker*, 16 de noviembre de 2018. <https://www.newyorker.com/news/letter-from-silicon-valley/the-complicated-lega cy-of-stewart-brands-whole-earth-catalog>. Consultado el 1 de noviembre de 2023.

WILSON, Peter Lambern, «Cybernetics & Entheogenics. From Cyberspace to Neurospace», conferencia impartida en Tactica Media Amsterdam, 19 de enero de 1996. <https://theanarchistlibrary.org/library/pe ter-lamborn-wilson-cybernetics-entheogenics-from-cy berspace-to-neurospace>. Consultado el 1 de septiembre de 2023.

WIRED, «Terence McKenna's Last Trip», *Wired*, 1 de mayo de 2000. <https://www.wired.com/2000/05/mckenna/>. Consultado el 1 de noviembre de 2023.

YAKOWICZ, Will, «Silicon Valley's Best-Kept Productivity Secret: Psychedelic Drugs», *Inc.* <https://www.inc.com/will-yakowicz/entrepreneurs-use-lsd-psilocybin-to-boost-creativity.html>. Consultado el 1 de noviembre de 2023.

YONG, Ed, «The Wood Wide Web», *The Atlantic*, 14 de abril de 2016. «https://www.theatlantic.com/science/archive/2016/04/the-wood-wide-web/478224/». Consultado el 4 de noviembre de 2023.

AGRADECIMIENTOS

«Uno no se come el honguito y ya está...» Alguien o algo sin rostro, pero con un amplio sombrero me dijo estas palabras o más bien las puso en mi mente durante un viaje de hongos. Y entre todas las cosas que vi y pensé bajo el efecto de la psilocibina, esta es la que más me marcó. Escribir para tratar de descifrar el origen y significado de las experiencias psicodélicas me pareció por mucho tiempo imposible e inútil, como si no hubiera palabras para explicarlas. En buena medida le debo a la prosa inteligente, poética, crítica y mordaz del ensayista Mark Dery el haberme atrevido a escribir sobre ello. De no haber leído sus reflexiones sobre estados alterados probablemente este libro no existiría. Asimismo, mis conversaciones con Christian Wenhammar, que sabe muchísimo sobre el tema y ha experimentado más de lo que me puedo imaginar, fueron fundamentales para recordar y para entender cómo ha cambiado el mundo del consumo y uso de los psicotrópicos. Este libro se debe a la complicidad y confianza de Paulina Vieitez y Gerardo Cárdenas, de la agencia PaGe, así como de la editorial Anagrama. Pero tengo que agradecer el apoyo, el interés y la generosidad de Er-

211

nesto Reséndiz y su fabulosa destreza para encontrar referencias oscuras y datos olvidados. Gracias también a Ignacio Echevarría por su constante solidaridad y apoyo, a mis muy queridos Miguel Ventura, Amira Yehya, Antonio Sacristán Jahaciel García Venegas, Guillermo Fadanelli, Fabio Radelli y Álvaro Enrigue. Y obviamente nunca hubiera podido escribir ni una palabra sin el apoyo, consuelo y confianza de Cindy, Isa y Nico, que son mi vida. Aprovecho para recordar a Oskar Menzel, mi gran amigo y extraordinario músico que falleció en 2012 y con quien tuve las más importantes de mis experiencias con estas sustancias. Este proyecto se pudo concluir a pesar de un detestable cáncer y del terrible dolor de perder a mi perro Kuma. Lo demás es agradecer a los hongos y saber que uno no se come el honguito y ya...

ÍNDICE